# Inhaltsverzeichnis

1. Einführung ... 1
1.1. Wunschkind wo bleibst du? ... 1
1.2. Bin ich etwa unfruchtbar?! ... 4
1.3. Wenn das Glück auf sich warten lässt ... 6
1.4. Lass uns die Reise beginnen ... 11
2. Hörst du die biologische Uhr ticken? ... 13
2.1. Willkommen im 21. Jahrhundert ... 14
2.2. Der „perfekte" Zeitpunkt ... 18
3. Die Vorfreude der Familienplanung ... 21
3.1. Komm wir machen uns auf den Weg ... 21
3.2. Vieles beginnt im Kopf ... 24
3.3. Manchmal ist weniger mehr ... 27
3.4. Ernährung und Bewegung als Weg zum Ziel ... 31
3.5. Mach dich nicht unnötig verrückt ... 35
4. Die fruchtbaren Tage ... 38
4.1. Wann genau ... 38
4.2. Die Ovulation – der Eisprung entscheidet ... 40
4.3. Fruchtbare Tage berechnen – Möglichkeiten und Methoden ... 43
4.4. Verliere den Spaß nicht an der Sache ... 56
5. Die Fruchtbarkeit gezielt steigern ... 58
5.1. Wenn die ersten Versuche scheitern ... 58
5.2. Der Weg zum Doc ... 60
5.3. Ernährung ... 63
5.4. Geheimrezept: Sinnvolle Nahrungsergänzungen ... 66

5.5. Mit gezielter Bewegung zum Wunschkind ........................ 75

6. Die traditionelle chinesische Medizin (TCM) .......................... 78

6.1. Einführung in die TCM .................................................. 78

6.2. Die Chancen auf das Babyglück gezielt steigern - die Möglichkeiten der traditionellen chinesischen Medizin im Überblick............................................................................ 81

7. Men Power ........................................................................ 87

7.1. Die wichtige Rolle des Mannes ........................................ 87

7.2. Wenn man(n) nicht kann .................................................. 89

7.3. Die männliche Fruchtbarkeit gezielt steigern – die Do's und Don't ................................................................................. 95

8. Step by Step zum Familienglück............................................ 100

8.1. Der 10 Wochen Plan – ein Beispiel ................................ 101

8.2. Tipps und Ratschläge individuell berücksichtigen und umsetzen ............................................................................ 108

8.3. Der Weg ist das Ziel –.................................................... 110

wunschkind-wunder.com

# 1. Einführung

## 1.1. Wunschkind wo bleibst du?

Wenn der Zeitpunkt gekommen ist und Paare sich dazu entschließen, mit einem Kind die eigene kleine Familie zu gründen, beginnt eine Zeit der Vorfreude und der Erwartung. Allein der Entschluss, ein Baby zu bekommen, versetzt viele in absolute Hochstimmung. Umso tiefer trifft es sie, wenn die Familienplanung nicht so läuft, wie erhofft. Wenn monatelang nichts passiert, bekommt die anfängliche Vorfreude den ersten Dämpfer.

Je mehr Zyklen ohne die erhoffte Schwangerschaft verstreichen, umso mehr wachsen Zweifel, Ängste und Trauer. Sicher hast du dich auch schon gefragt, was mit dir, oder deinem Partner nicht stimmen könnte. Ist es nicht „normal" als Frau, Kinder in die Welt zu setzen? Wieso gelingt es Millionen Frauen so einfach, Kinder in die Welt zu setzen, während du Monat um Monat immer wieder eine Enttäuschung nach der anderen hinnehmen musst?

Vielleicht hast du dich auch schon ein wenig mit dem Thema Kinderwunsch befasst und versucht, gezielter Sex zu haben, die Kinderplanung in die Hand zu nehmen. Umso frustrierender ist es, wenn es doch wieder nicht geklappt hat.

Vorweg: Du bist mit dieser Erfahrung ganz und gar nicht alleine. Viele Paare erleiden diesen Schicksalsschlag und müssen nach der anfänglichen Freude feststellen, dass ihr Weg zum Wunschbaby lang und steinig ist.

Kinderlosigkeit ist eine Erfahrung, die Menschen aller Generationen erleben mussten. Doch heute haben wir einen wesentlichen Vorteil gegenüber all jenen, die vor uns gelebt haben:

Nie wussten wir so viel über Empfängnis, Schwangerschaft und Geburt wie heute. Und noch nie hatten wir so viele Möglichkeiten, diesen Schicksalsschlag abzuwenden. Lass dir eines gesagt sein: Du und dein Partner seid nicht unfruchtbar, Ihr geht nur nicht den direkten Weg zu eurem Familienglück. Dennoch gibt es einen Weg, der euch genau dahinführt.
Ihr könnt ein Baby bekommen!

Ich werde dir helfen, alle wichtigen Vorgänge rund um Empfängnis und Schwangerschaft zu verstehen, mögliche Hindernisse auf dem Weg zum Babyglück zu erkennen und zu überwinden. Gleichzeitig möchte ich dich motivieren, dir Hoffnung geben und Zuversicht, dass es Lösungen für euch gibt. Wichtig ist, dass du das hier erlernte auch umsetzt, damit du deine Chancen maximal erhöhst!

## 1.2. Bin ich etwa unfruchtbar?!

Der Begriff Unfruchtbarkeit klingt für unsere Ohren endgültig. Dieser Begriff ist immer noch überschattet von Zeiten, als Paaren nichts anderes übrigblieb, als auf das Eintreten einer Schwangerschaft zu warten, weil es weder genügend Erkenntnisse, noch medizinische Möglichkeiten gab, um ihnen zu helfen. Doch Unfruchtbarkeit ist ganz und gar nicht endgültig und beschreibt nur einen momentanen Zustand. Medizinisch gesehen gelten Paare als unfruchtbar, wenn sie mindestens seit einem Jahr regelmäßig Geschlechtsverkehr haben und trotz fehlender Verhütungsmittel keine Schwangerschaft eintritt.

Doch es kann zahlreiche Ursachen dafür geben. Manche lassen sich relativ leicht aus der Welt schaffen, etwa wenn sich herausstellen sollte, dass die fruchtbaren Tage falsch bestimmt wurden oder wenn der Eisprung hormonelle Stimulanz benötigt. Andere Ursachen benötigen vielleicht weitergehende Behandlungen oder Maßnahmen. Doch das heißt nicht, dass eine Schwangerschaft langfristig ausgeschlossen wäre.

Der Weg eines jeden Paares vom Kinderwunsch zum Familienglück ist unterschiedlich lang und unterschiedlich schwer. Doch ist es immer ein Weg, der zu einem Ziel führt, keine Sackgasse. Wenn du spürst, dass dein Weg keine Abkürzung ist, die dich sofort dahinbringt, wo du hinmöchtest, ist es keine Lösung, den Weg zu unterbrechen und auf der Stelle stehenzubleiben. Sondern du wirst den Weg, den du eingeschlagen hast, zu Ende gehen. Und wenn sich dir dabei Hindernisse in den Weg stellen, wirst du sie identifizieren und dir überlegen, wie du sie überwinden kannst.

Genauso verhält es sich mit deinem Weg zum Babyglück. Es ist wichtig, gut vorbereitet zu sein, zu wissen, was in deinem Körper passiert und was du selbst tun kannst, um die Ursachen deiner Kinderlosigkeit zu beseitigen.

## 1.3. Wenn das Glück auf sich warten lässt

Häufig sind die Ursachen für ungewollte Kinderlosigkeit im hormonellen Bereich zu suchen. Gerade Frauen, die über einen längeren Zeitraum zur Empfängnisverhütung hormonelle Methoden angewandt haben, benötigen hier oft mehr Zeit, damit sich der Körper von selbst hormonell wiedereinstellen kann. Manchmal gelingt dies nicht, und es ist notwendig, entsprechend medikamentös den Hormonhaushalt zu regulieren.

Die häufigste Ursache ist hier, dass kein regelmäßiger monatlicher Eisprung stattfindet. In den Eileitern wachsen normalerweise jeden Monat einige vielversprechende Follikel heran, die unter Ausschüttung des Hormons FSH stimuliert werden. Follikel sind kleine Hohlräume, die mit Flüssigkeit gefüllt sind und jeweils eine unentwickelte Eizelle beinhalten. Durch die Stimulation mit dem Hormon FSH gelingt es im Idealfall einem Follikel, sich gegenüber den anderen dominant zu einer befruchtungsfähigen Eizelle zu entwickeln, dass dann „springt", also ihren Weg in Richtung Gebärmutter anzutreten, um befruchtet zu werden.

Ist das Hormon FSH nicht ausreichend vorhanden, kommt es unter Umständen gar nicht erst zu einem Eisprung. Somit kann auch keine Eizelle befruchtet werden. Dies ist eine sehr häufig zu beobachtende Ursache für Kinderlosigkeit, die relativ einfach reguliert werden kann

In anderen Fällen kommt es zur Befruchtung, doch die Eizelle kann sich in der Gebärmutter nicht einnisten, weil nicht ausreichend Östrogen produziert und damit nicht genügend Schleimhaut in der Gebärmutter aufgebaut werden konnte. Eine Gelbkörperschwäche – ebenfalls häufige Ursache – führt wiederum dazu, dass sich das befruchtete Ei nicht ausreichend entwickelt und wieder abgestoßen wird.

Auch auf Seiten des Mannes gibt es recht häufig Ursachen für die Kinderlosigkeit. Die Qualität des Spermas kann ebenso beeinträchtigt sein wie die Beweglichkeit der Spermien oder deren Anzahl. Manchmal ist die Scheidenflora nicht „gesund" für die Spermien und verhindert deren Wanderschaft zum Ei.

Oftmals gibt es ganz einfache Schwierigkeiten: Das Zeitfenster für die Befruchtung ist monatlich sehr klein. Viele Paare schätzen die fruchtbaren Tage falsch ein oder wählen den falschen Zeitpunkt, um Geschlechtsverkehr zu haben.

Wenn der Körper nicht so will wie du, kann es zahlreiche weitere Gründe geben: Deine Körper basiert aus der Gesamtheit aus individueller Voraussetzung, Ernährung und Bewegung. Falsche Ernährung kann ebenfalls ein Grund für Unfruchtbarkeit sein, nämlich, wenn wichtige Vitamine und Mineralstoffe fehlen. Auch dann kann der Hormonhaushalt durcheinandergeraten.

Nikotin- und übermäßiger Alkoholkonsum beeinträchtigen die Fruchtbarkeit zusätzlich. Übergewicht oder allgemeine fehlende Fitness haben in vielerlei Hinsicht ebenso Auswirkungen auf die Fruchtbarkeit.

Bei einem Arztbesuch werden organische Ursachen abgeklärt. Eine Fehlstellung der Gebärmutter etwa kann operativ korrigiert werden. Gerade bei Frauen, die über 30 Jahre alt sind, kommt es hin und wieder vor, dass die Eileiter nicht durchgängig sind. Auch dies lässt sich durch einen kleinen Eingriff beheben. Möglicherweise sind auch andere Organe daran beteiligt, dass sich das Wunschkind nicht einstellen will.

Nicht zuletzt ist der seelische Aspekt zu betrachten. Unsere Psyche beeinflusst unseren Körper oftmals in großem Maße. So kann Stress zu Unfruchtbarkeit führen, wie auch allgemein seelisches Ungleichgewicht oder Unsicherheit. Auch wenn es wissenschaftlich nicht belegt ist, so kann doch zu großer Druck bei der Familienplanung genau das Gegenteil des Gewünschten erzeugen. Viele Frauen machen die Erfahrung, dass sie in dem Moment, in dem sie sich zu entspannen beginnen und sich nicht mehr mit dem Thema zu stressen, plötzlich wie von selbst schwanger werden.

Die Ursachen sind also vielfältig. Ebenso vielfältig sind demnach auch die Ansätze, um die momentane Unfruchtbarkeit zu überwinden.

## 1.4. Lass uns die Reise beginnen

Es heißt für dich nun tief durchatmen und deiner Schwangerschaft optimistisch entgegenzutreten. Lass dich von den möglichen Hindernissen nicht verunsichern. Im Gegenteil: Sie stellen eine Chance dar! Viele verschiedene Ursachen zu kennen, heißt auch, entsprechend viele Lösungsansätze parat zu haben.

Eine bekannte Redewendung besagt „Der Weg ist das Ziel". Das mag in Bezug auf eine Schwangerschaft vielleicht nicht hundertprozentig zutreffen, da du immerhin ein klares Ziel – nämlich dein Wunschkind – vor Augen hast. Doch so ganz abwegig ist es nicht, auch den Weg als Gewinn für dich selbst zu sehen. Sieh diesen Weg als persönliche Reise zu deinem Familienglück.

Du wirst viel über dich und deinen Körper lernen, achtsamer und bewusster mit dir umgehen und begreifen, dass ausnahmslos jedes Kind ein kleines Wunder ist. Es wird umso wohltuender sein, deinen Teil dazu beitragen zu können, dieses Wunder geschehen zu lassen.

Lass dir Zeit, versuche, dich nicht zu sehr zu stressen. Du wirst schwanger werden! Diese Zuversicht solltest du dir bewahren. Aber sage dir auch, dass es keine Rolle für dich spielt, ob dies in wenigen Wochen oder erst in einem Jahr geschehen wird. Nutze diese wichtige Phase, um dich und deinen Partner optimal auf die Schwangerschaft vorzubereiten.

## 2. Hörst du die biologische Uhr ticken?

Wie oft hast du selbst diese Redewendung schon gehört? Auch heute noch, wo die Lebenserwartung gegenüber vergangener Jahrhunderte deutlich gestiegen ist und die medizinischen Möglichkeiten sehr viel größer geworden sind, bekommen viele Frauen, wenn sie erst einmal über 30 sind, Panik. Dabei besteht gar kein Grund dafür. Im Gegenteil: Späteres Mutterglück ist heute ganz normal geworden. Jüngste Statistiken zeigen: Das Durchschnittsalter für Erstgebärende in Deutschland liegt derzeit bei 30 Jahren. Rund 20 % der gebärenden Frauen ist bereits über 35 Jahre alt. Die biologische Uhr tickt also mit Anfang bis Mitte 30 noch lange nicht so laut, wie viele befürchten.

## 2.1. Willkommen im 21. Jahrhundert

Die Rolle der Frau in der Gesellschaft hat sich in den letzten Jahrzehnten stark gewandelt. Es ist noch gar nicht so lange her, da galt es als völlig normal, mit 18 oder 19 Jahren zu heiraten und dann die Familienplanung an vorderste Stelle zu setzen. Biologisch betrachtet sind Frauen auch tatsächlich zwischen 19 und 24 Jahren im besten Alter um Kinder zu gebären.

Es mag für viele kaum noch vorstellbar sein, dass früher eine junge Frau mit Mitte 20 schon dreifache Mutter sein konnte. Sie versorgte die Kinder, kümmerte sich um den Haushalt. Der Mann war der Ernährer der Familie. Scheidungen waren eher untypisch und nichts, womit man rechnen musste.

Heute sieht das ganz anders aus. Frauen nutzen ihr Recht auf Selbstbestimmung, auf eine solide berufliche Ausbildung und auf eine entsprechende Weiterentwicklung. Die Zahl der Akademikerinnen steigt. Abitur, Studium, Berufspraxis – vor Vollendung des 30. Lebensjahres ist da nicht an eine Familienplanung zu denken.

Auch hat sich in der Gesellschaft die grundlegende Einstellung zur Partnerschaft verändert. Wir heiraten eher seltener die erste Liebe, den Jugendfreund. Die meisten Frauen lassen sich mehr Zeit bei der Partnerwahl, leben meist in zwei bis drei längeren Beziehungen, bis sie denjenigen finden, mit dem es „passt". Und dann ist da auch noch der berechtigte Wunsch, das Leben zu genießen. Im Zeitalter von „Bucket Listen" (Liste von Dingen, die man unbedingt noch machen möchte oder Orten, die man bereisen möchte) genießen Frauen auch ganz bewusst das Jahrzehnt ihrer Zwanziger, um zu reisen, Dinge auszuprobieren und viel zu erleben.

Doch spätestens, wenn besorgte Bekannte und Familienangehörige (meist Ältere) die biologische Uhr ins Spiel bringen, kommen so manchen Frauen Zweifel. Setzen sie ihr Familienglück aufs Spiel, weil sie es sich erlauben, egoistisch zu sein? Karriere, Selbstverwirklichung und Familienglück – lässt sich das womöglich gar nicht vereinbaren?

Als subjektive Wahrnehmung bezeichnen wir das Phänomen, dass uns gerade das immer wieder auffällt, was uns gerade im Kopf herumspukt. Im konkreten Fall heißt das: Wenn du bereits auf die 30 zugehst und verunsichert bist, inwieweit du das Thema Familienplanung noch aufschieben kannst, wirst du in deinem Alltag immer wieder Geschichten von Frauen hören oder miterleben, die zu spät versucht haben, schwanger zu werden.

Frauen, die mit Mitte 30 über einen langen Zeitraum vergebens versuchen, ein Kind zu bekommen, Frauen, die nie den Absprung geschafft haben, weil die Karriere zu lange zu sehr im Vordergrund stand, Frauen, die verfrüht in die Menopause kommen: Sie alle sorgen dafür, dass du unsicher wirst. Was, wenn du auch zu lange wartest?

Wie gesagt, das ist eine subjektive Wahrnehmung. Deine Angst, den optimalen Zeitpunkt für deine Familienplanung zu verpassen, lässt dich bevorzugt diese Geschichten zur Bestätigung der inneren Zweifel wahrnehmen.

Es gibt sie, die gegenteiligen Geschichten. Und sie überwiegen. Wie bereits erwähnt, sind Frauen heutzutage in Deutschland durchschnittlich 30, 20 Prozent Ü35, wenn sie zum ersten Mal Mutter werden. Und: Die meisten werden innerhalb des ersten Jahres ihrer Babyplanung schwanger. Es besteht also gar kein Grund, in Panik zu geraten und sich unnötig Sorgen zu machen. Auch mit Ü35 kannst du absolut im besten Alter für ein Baby sein.

## 2.2. Der „perfekte" Zeitpunkt

Wann ist der perfekte Zeitpunkt für ein Kind? Pauschal lässt sich das nicht sagen. Für jede Frau ist ein anderer Zeitpunkt der beste. Jeder Lebenslauf verläuft anders. Vieles lässt sich nicht vorausplanen. Und gleichzeitig gilt, dass fast jeder Zeitpunkt perfekt sein kann. Es kommt immer darauf an, wie du dich mit deinem Familienglück arrangierst.

Eine spätere Mutterschaft hat viele Vorteile. Zum einen sind Frauen im Alter Ü30 oder Ü35 beruflich bereits bestens situiert. Sie müssen sich keine Sorgen machen, wie sich sie sich beruflich aufstellen sollen, wenn das Baby erst einmal groß genug für die Kita oder die Schule ist. Wer will denn schon auch Jahre später noch nur Hausfrau und Mutter sein? Wenn du dich bereits in deinem Beruf etabliert hast, kannst du nach der Babypause viel besser wieder durchstarten.

Finanziell sind späte Eltern meist besser aufgestellt und können sich und ihren Kindern auch eher mal etwas leisten. Wenn alle Stricke reißen, und die Partnerschaft nicht hält – was leider auch immer wieder vorkommt – sind spätere Mütter mit entsprechendem beruflichen Hintergrund einfach unabhängiger und selbstständiger.

Frauen Ü30/Ü35 wissen, was sie vom Leben erwarten und was nicht. Sie sind ruhiger, gelassener, aufgeklärter. Das kann sich auch positiv auf die Mutterschaft auswirken. Außerdem haben sie sich ausgetobt, vermissen nichts und glauben auch nicht, etwas verpasst zu haben. Sie sind eher in der Lage, das Abenteuer Kind positiv als etwas Neues anzunehmen.

Das alles soll natürlich nicht heißen, dass es grundsätzlich besser sei, eine so genannte Spätgebärende zu werden. Auch junge Mütter genießen Vorteile.

In der Regel sind sie unbesorgter als ältere Frauen, nehmen das Thema Schwangerschaft, Geburt und Mutterschaft leichter. Da sie früh Mutter wurden, sind sie auch noch entsprechend jung, wenn die Kleinen aus dem Gröbsten wieder raus sind, und können dann ganz neu durchstarten. Und, ja, biologisch haben sie eine etwas höhere Wahrscheinlichkeit, ganz schnell und ohne medizinische Unterstützung schwanger zu werden.

Den „perfekten" Zeitpunkt gibt es also nicht. Perfekt ist allenfalls der Moment, in dem DU dich bereit fühlst Mutter zu werden, der Moment, in dem alles stimmig ist. Das ist gut, um Nägel mit Köpfen zu machen, die Verhütung abzusetzen und aktiv mit der Babyplanung loszulegen. Ob es dann nach wenigen Wochen oder erst später klappt, ist zweitrangig. Wichtig ist nur, dass du Mutter werden möchtest und aktiv dazu beiträgst, diesen Traum Wirklichkeit werden zu lassen.

# 3. Die Vorfreude der Familienplanung

## 3.1. Komm wir machen uns auf den Weg

Wenn er da ist, der Augenblick, in dem sich Paare sagen „Lass uns eine Familie werden“, setzt meist unmittelbar Aufregung ein. Es ist völlig normal, die Gedanken sofort in die Zukunft schweifen zu lassen, sich den Moment vorzustellen, in dem ihr dann plötzlich zu dritt seid. Und es ist ebenso normal, diesen Zeitpunkt gar nicht mehr abwarten zu können. Oft ist der Beginn des Wegs noch völlig von Unsicherheit geprägt. Bis zu diesem Punkt haben die meisten Frauen gezielt verhütet.

Nun plötzlich genau in die entgegengesetzte Richtung zu arbeiten, ist verwirrend. Wir bemerken nicht selten, dass wir gar nicht so viel über Fruchtbarkeit und Schwangerschaft wussten, wie wir dachten. Es beginnt also gleichzeitig die Zeit des Forschens, des Informationensammelns. Leider kursieren viele Unwahrheiten, die Frauen wie dich verwirren, damit soll jetzt Schluss sein!

Erster Schritt ist immer, die Verhütung abzusetzen. Bedenke, wenn du bis dato auf hormonelle Verhütungsmethoden, wie beispielsweise die Pille, gesetzt hast, dass dein Körper einige Zeit benötigen könnte, um einen regelmäßigen Zyklus zu entwickeln. Es kann eine Weile dauern, bis die hormonellen Vorgänge sich normalisiert haben. Insbesondere wenn die Verhütung über mehrere Jahre erfolgt ist und somit dein Körper über einen sehr langen Zeitraum nicht seinem „normalen" biologischen Rhythmus folgen konnte.

Es bis zu einem Jahr erfolglos versuchen, ist völlig normal und überhaupt kein Grund, in Panik auszubrechen. Es empfiehlt sich höchstens, zu Beginn der Babyplanung, den Frauenarzt in die Pläne einzubeziehen und vom Kinderwunsch zu berichten.

Dieser kann erste Untersuchungen machen, um zu überprüfen, ob grundsätzlich alles in Ordnung ist und nichts gegen die Babyplanung spricht. Der Frauenarzt teilt seinen Patientinnen an dieser Stelle aber auch meist mit, dass sie sich – sofern körperlich alles in Ordnung ist – nun etwas Zeit lassen und abwarten sollen. Natürlich schwirrt einer Frau der Kopf, wenn sie beschließt, Mutter zu werden. Doch sollte sie niemals zulassen, dass der Kopf den Körper ausbremst, was leider nicht selten der Fall ist.

## 3.2. Vieles beginnt im Kopf

Es ist sicher kein Geheimnis, dass unser Kopf unseren Körper maßgeblich beeinflussen kann. Machen wir uns zu viele Gedanken, geraten wir in Stress. Setzen wir uns damit unter Druck, funktioniert auch der Körper nicht so, wie er sollte. Gerade Frauen neigen dazu, sich in der Kinderwunschphase verrückt zu machen. Sie lauern auf jedes Symptom im Körper. Können Sie den Eisprung spüren? Fühlt es sich so an, als wären sie schwanger? Besteht auch nur der leiseste Hauch einer Schwangerschaft, beginnt sich sogleich das Gedankenkarussell zu drehen. Sie denken sich bereits in ihre Schwangerschaft hinein, noch bevor feststeht, dass überhaupt eine besteht. Wird diese Erwartung enttäuscht, stürzen sie ins Bodenlose.

Dauert die Planungsphase längere Zeit an, kommen weitere psychische Blockaden hinzu. Frauen, die über einen längeren Zeitraum nicht schwanger werden, beginnen, an sich selbst und an ihrer Eigenschaft als Frau zu zweifeln. Bin ich selbst nicht „Frau“ genug, um ein Kind zu bekommen? Enttäusche ich meinen Partner? Werde ich jemals ein Kind haben? Oftmals wird dadurch die Zeit der Familienplanung mit seelischen Tiefs, Traurigkeit und depressiven Verstimmungen begleitet. Die Partnerschaft leidet dann häufig ebenfalls darunter. Wie kann da noch eine glückliche Schwangerschaft zustande kommen?

Medizinisch ist kein Zusammenhang zwischen seelischem Stress und einer Schwangerschaft nachweisbar. Die Fakten sagen jedoch etwas anderes! So zeigt sich erfahrungsgemäß, dass Frauen, die sich selbst im Zuge der Familienplanung unter Stress setzen, statistisch gesehen eine viel längere Zeit brauchen, um endlich schwanger zu werden. Viele berichten später, dass erst, nachdem sie bewusst die Kinderplanung aus dem Kopf verbannt haben und sich zu entspannen begannen, plötzlich die ersehnte Schwangerschaft eintrat. Das kann kein Zufall sein, oder?

Alles beginnt also im Kopf. Es ist wichtig, sich nicht verrückt zu machen, sich selbst nicht unter Druck zu setzen und das ganze Thema möglichst entspannt anzugehen. Bewahre dir deinen Optimismus. Sage dir selbst, dass du schwanger werden wirst. Du wirst bald dein Wunschkind in den Armen halten. Ob das nun in wenigen Monaten oder in zwei Jahren der Fall sein wird, spielt dann rückwirkend doch gar keine Rolle mehr. Versuche die Zeit der Familienplanung als etwas Besonderes zu empfinden. Genieße sie.
Lass nicht zu, dass unnötiger Stress diese so schöne Phase für dich und deinen Partner schwierig werden lassen!

## 3.3. Manchmal ist weniger mehr

Stress beeinflusst den Hormonhaushalt. Genau auf den kommt es jedoch an, wenn du schwanger werden möchtest. Um deinem Hormonhaushalt die beste Voraussetzung zu geben, solltest du gezielt Stress abbauen. Das heißt zum einen, sich mit dem Thema Kinderwunsch nicht zu sehr unter Druck zu setzen, sondern das Ganze relativ entspannt anzugehen, zum anderen aber auch, deinen bisherigen Lebensstil einer Prüfung zu unterziehen. Beantworte dir selbst diese Fragen:

- Wie sehr ist Stress Teil deines Alltags?
- Stehst du beruflich unter großer Anspannung?
- Belasten dich private, familiäre Verhältnisse?
- Gibt es Probleme oder Umstände, die dich stressen?
- Hast du Zeit für dich?
- Nutzt du Entspannungsmomente, um runterzukommen?

Wenn diese Selbstprüfung ergibt, dass du dich grundsätzlich gestresst fühlst, sollte dein erster Schritt zu einer gesunden Schwangerschaft sein, Stress abzubauen. Nur dann kann dein Körper zu einem harmonischen Rhythmus finden. Nur dann kann sich der Hormonhaushalt entsprechend regulieren.

Weniger ist mehr – nach diesem Motto solltest du handeln und überprüfen, was deinen Alltag so stressig macht, und worauf du verzichten könntest. Belaste dich nicht mit zu vielen Verpflichtungen. Du stehst beruflich sehr unter Stress? Dann überlege dir, wie du diesen abbauen könntest. Sind Gespräche mit Vorgesetzten und/oder Kollegen möglich? Können Aufgabenbereiche besser organisiert oder umstrukturiert werden? Oder liegt es womöglich an deiner eigenen Arbeitseinteilung, dass du dich unter Druck gesetzt fühlst?

Oftmals ist es gar nicht so schwer, selbst die Notbremse zu ziehen, sich zu sagen, dass es Dinge gibt, die auch noch am nächsten Arbeitstag erledigt werden können. Lass das Diensthandy nach Feierabend ausgeschaltet. Verkneife es dir, auch in deiner Freizeit Firmenmails abzurufen. Du wirst sehen, wie gut es dir tut, beruflich auf die Bremse zu treten und nicht zuzulassen, dass Stress dein Leben bestimmt.

Auch im privaten Bereich solltest du entschleunigen. Es ist toll, Hobbys zu haben, doch zu viele stressen dich auch. Beschränke dich auf wenige Dinge, an denen dir wirklich gelegen ist und stelle dir bei all deinen Unternehmungen und privaten Verpflichtungen die Frage, inwieweit du das wirklich gerne tust oder wo du dich vielmehr verpflichtet fühlst.

Nimm dir Auszeiten, bewege dich in der freien Natur, gönne dir ein gutes Buch, höre Musik, meditiere, mache Yoga, oder gönne dir den Luxus, für einen bestimmten Zeitraum am Tag auch einfach nichts zu tun. Wenn du das Gefühl hast, unter Druck zu stehen und „Dampf ablassen“ zu müssen, suche dir eine gute Möglichkeit, Stress abzubauen.

Was das ist, ist von Mensch zu Mensch unterschiedlich. Die einen nutzen Sport, um Stress abzubauen, anderen hilft ein täglicher Spaziergang. Manche tanzen sich die Seele aus dem Leib, anderen wiederum genügt ein Entspannungsbad. Finde heraus, was DIR guttut und schenke dir diese persönliche Zeit. Du wirst sehen, auch im Hinblick auf denen Kinderwunsch kann das Wunder bewirken.

## 3.4. Ernährung und Bewegung als Weg zum Ziel

### Ernährung

Nur ein gesunder Körper ist auch das geeignete Gefäß für dein Kind. Deshalb solltest du in deiner ersten Kinderplanungsphase nicht versäumen, an die Gesundheit deines Körpers zu denken. Auch dies ist elementar wichtig, um einen ausgewogenen, funktionierenden Hormonhaushalt zu gewährleisten und auch, um eine gesunde Schwangerschaft zu erhalten.

Die wichtigste Grundlage für einen gesunden, fruchtbaren Körper ist eine ausgewogene Ernährung und Bewegung. Achte darauf regelmäßig zu essen. Ob das 3 oder 5 Mahlzeiten sind, entscheidest du ganz allein. Wichtig ist deine Mahlzeiten so zu planen das du keinen Hunger verspürst.

Deine Ernährung sollte überwiegend natürlich und ausgewogen sein. Das bedeutet: Setze Obst und viel frisches Gemüse auf deinen täglichen Speiseplan, außerdem eine gesunde Mischung aus Kohlenhydraten, Fetten und Eiweißen. Naschen, schlemmen, sündigen – ist alles erlaubt, solange es in Maßen ist und du deine insgesamt gesunde Ernährung nicht aus den Augen verlierst.

Halte dich hierbei gerne an die bewährte 80/20 Methode. Das Bedeutet das du dich 80% von nährstoffreichen und unveränderten Lebensmitteln ernährst. Somit förderst du deine Gesundheit und Leistungsfähigkeit in allen Bereichen. Die restlichen 20% kannst du dafür nutzen um deinen völlig natürlichen Gelüsten nachzugehen. Ein Stück Schokolade, ein paar Chips oder etwas Süßes zwischendurch hast du dir regelrecht verdient, denn du hast deine Mineralstoffe bereits abgedeckt.

## Nahrungsergänzungen

Es gibt auf dem Markt zahlreiche Nahrungsergänzungsmittel für Frauen, die Schwanger werden möchten. Viele Produkte, die auch in der Apotheke erhältlich sind, beinhalten alle Vitamine und Nährstoffe, die wichtig für eine Schwangerschaft sind. Diese Präparate ersetzen keinesfalls eine gesunde Ernährung, jedoch ist es häufig schwer nur mit der Ernährung auf die nötige Menge an bestimmten Vitaminen zu kommen. Hierzu werde ich dich später optimal vorbereiten.

## Bewegung

Bewegung ist ebenfalls ein wichtiger Faktor. Eine mögliche Schwangerschaft stellt für den Körper eine sehr hohe Belastung dar. Wer sich im Vorfeld nicht ausreichend bewegt und seinen Körper vernachlässigt, hat häufiger Schwierigkeiten in der Schwangerschaft und nachweislich später auch eine größere Tendenz zu schwierigeren Geburten.

Dein Körper soll ein gesundes Kind austragen. Also achte darauf, dass es ihm gut geht. Es müssen keine exzessiven Sporteinheiten sein. Bewusst wurde hier der Begriff „Bewegung“ statt „Sport“ gewählt. Regelmäßige Spaziergänge erfüllen bereits ihren Zweck. Perfekt ist es, wenn du im Alltag darauf achtest, dich mehr zu bewegen.

Nimm vielleicht einmal mehr die Treppen, statt dich in den Fahrstuhl zu stellen. Gehe kürzere Wege zu Fuß, statt das Auto zu nehmen. Oder fahre häufiger Fahrrad. Mach etwas, das dir Spaß macht. Du bist ein Sportmuffel? Vielleicht ist Tanzen etwas für dich. Oder du hast Freude am Kegeln, an Yoga etc. Alles, was deinen Körper irgendwie in Form bringt, die Muskeln stärkt und deinen Kreislauf in Schwung bringt, ist gut für dich.

## 3.5. Mach dich nicht unnötig verrückt

Der Kinderwunsch kann übermächtig sein. Rein gedanklich ändert sich mit der Entscheidung, ein Baby zu bekommen, alles. Doch es ist wichtig, hier nicht den Kinderwunsch zum einzigen Lebenszweck zu machen und alles andere aus dem Fokus zu verlieren.

Begehe nicht den Fehler, dich gedanklich nur noch mit dem Thema Schwangerschaft zu beschäftigen. Zum einen führt das genau dazu, dass du dich sowohl seelisch als auch körperlich wieder allzu sehr unter Druck setzt und womöglich dadurch dafür sorgst, dass du deinen eigenen Hormonhaushalt durcheinanderbringst. Zum anderen belastet dich das permanente Auseinandersetzen mit deinem Kinderwunsch zu sehr.

Es gibt leider sehr viele Frauen, die Tag und Nacht nur noch daran denken, schwanger zu werden. Sie horchen permanent in sich hinein, interpretieren in jedes körperliche Anzeichen etwas Gutes oder auch Schlechtes hinein, durchleben permanente Auf und Abs zwischen Hoffen, Warten Vorfreude und Enttäuschung. Das schlaucht mehr, als man meinen mag.

Außerdem leiden auch die sozialen Kontakte. Freunde und Bekannte wollen irgendwann auch einmal über andere Dinge sprechen und dich nicht nur als diejenige wahrnehmen, die nichts anderes mehr im Kopf hat, als schwanger zu werden. Stimmungsschwankungen, die häufig mit solch einem Verhalten einhergehen, führen dazu, dass es schwierig wird, sich in der Gesellschaft anderer wohlzufühlen und – mehr noch – dafür zu sorgen, dass sie sich mit dir wohlfühlen. So schwer es also fällt: Lebe dein Leben weiter, trotz Kinderwunsch.

Es ist okay, das Ziel, eine Familie zu gründen, weiterzuverfolgen. Es ist okay, sich darüber Gedanken zu machen und auch das Leben danach etwas auszurichten. Nur darf die Familienplanung nicht mehr einziger Lebensinhalt sein, weil sonst deine sozialen Kontakte und auch deine eigene Seele darunter leiden. Plane deine Urlaube beispielsweise, ohne gleichzeitig zu denken: Was, wenn ich da schon schwanger bin?

Verfolge deine beruflichen Ziele, ohne dir ständig zu sagen, dass du ganz sicher sowieso bald wegen einer Schwangerschaft ausfällst. Du weißt nicht, wie lange es dauern wird, bis du Mutter wirst. Also vergeude deine Zeit nicht mit einem Wartezustand, der dich nicht weiterbringt. Versuche, den Kinderwunsch in dein bisheriges, durchaus erfülltes Leben einzubinden. Dein Dasein ist mehr als das Warten auf die fruchtbaren Tage.

## 4. Die fruchtbaren Tage

Wenn du nun soweit bist, aktiv in die Familienplanung einzusteigen und dich auf das Abenteuer Schwangerschaft einzulassen, gilt es zunächst, deine fruchtbaren Tage zu bestimmen.

### 4.1. Wann genau

Tatsächlich kannst du natürlich nicht an allen Tagen deines monatlichen Zyklus' schwanger werden. Im Gegenteil: Das Zeitfenster ist äußerst gering. Bei einem „normalen" Zyklus von rund 28 Tagen geht man im Allgemeinen davon aus, dass die fruchtbaren Tage zwischen dem 10. Und etwa dem 20. Zyklustag liegen. Dabei zählt jeweils der erste Tag deiner Menstruation als der 1. Zyklustag. Doch natürlich handelt es sich hierbei um einen groben Richtwert. Niemand kann dir garantieren, dass du vor dem 10. Zyklustag unfruchtbar bist oder nach dem 20. Ebenso wenig ist die Hochphase deines Zyklus – etwa der Zeitraum zwischen dem 12. und 14. Tag eine Garantie dafür, dass du an diesen Tag wirklich fruchtbar bist und schwanger wirst.

## Was passiert an den furchtbaren Tagen?

Wenn deine Menstruation einsetzt, bedeutet dies, dein Körper, der sich auf eine mögliche Schwangerschaft entsprechend vorbereitet hat, stößt im Falle, dass diese Schwangerschaft nicht eingetreten ist, alles nicht mehr benötigte Gewebe aus der Gebärmutter sowie die unbefruchtete Eizelle ab. Es kommt zu Blutungen und Gewebeablösungen. Es ist sozusagen die Stunde Null deines Zyklus. Ab hier beginnt alles wieder von vorn. Nun haben Follikel in den Eierstöcken wieder die Gelegenheit, heranzureifen. Dafür sorgt das follikelstimulierende Hormon – kurz FSH. Ein Follikel, dass die nötige Reife besitzt, kann im Idealfall als Ei die Eierstöcke verlassen und den Weg über die Eileiter in Richtung Gebärmutter antreten. In diesem Zeitraum, vom Eisprung bis zur Ankunft des Eis in der Gebärmutter, kann und sollte es durch männliche Spermien befruchtet werden. Dies sind die fruchtbaren Tage im Zyklus einer Frau. Ein nicht befruchtetes Ei wird zusammen mit der nächsten Monatsblutung wieder abgestoßen. Dann beginnt der Kreislauf also wieder von vorne.

## 4.2. Die Ovulation – der Eisprung entscheidet

Die Eizelle muss also befruchtet werden, wenn sie die Eierstöcke verlässt und sich auf den Weg zur Gebärmutter macht. Dies geschieht innerhalb weniger Stunden. Nur in diesem Zeitraum ist die Befruchtung möglich. Geschlechtsverkehr, der vorher oder nachher stattfindet, bleibt also ohne die erhofften Folgen. Und genau hierin liegt ein sehr großes Problem für viele Paare. Es gilt, ein relativ kleines Zeitfenster im Monat zu treffen. Dabei weiß man nicht genau, wann der Eisprung stattfindet. In einem durchschnittlichen Zyklus von 28 Tagen findet der Eisprung zwischen dem 10. und 20. Zyklustag statt. Doch er kann durchaus auch früher oder später sein. Das ist von Frau zu Frau unterschiedlich. Außerdem haben die meisten Frauen gar keinen regelmäßigen 28-Tage-Zyklus. Bei der einen dauert ein Zyklus nur 25 Tage, die nächste hat Zyklen, die stets mehr als 30 Tage umfassen. Viele weisen auch sehr unterschiedlich lange Zyklen auf, was die Identifizierung des Eisprungs noch schwieriger macht.

Ein weiterer wichtiger Faktor kommt hinzu: Es ist ein häufiger Irrtum, dass Geschlechtsverkehr unmittelbar am Tag des Eisprungs am vielversprechendsten für eine Schwangerschaft sei. In der Regel ist es dann schon zu spät. Die Spermien benötigen eine etwas längere Zeit, um überhaupt von der Scheide bis zum Ei zu gelangen. Findet der Geschlechtsverkehr also direkt am Tag des Eisprungs statt, kann es durchaus sein, dass die Spermien das Ei gar nicht mehr rechtzeitig erreichen.

Auf der anderen Seite haben Spermien auch nur eine begrenzte Lebenserwartung innerhalb des weiblichen Körpers. Dieser Zeitraum beträgt durchschnittlich maximal zwei bis drei Tage. Vier Tage vor dem Eisprung Sex zu haben, kann also ebenso wenig effektiv sein.

Um die Chancen, innerhalb eines Zyklus schwanger zu werden, zu erhöhen, gilt es also, den richtigen Zeitpunkt abzupassen. Doch so schwierig das klingt, es ist natürlich nichts, was man unbedingt dem Zufall überlassen sollte. Im Gegenteil: Es gibt einige sehr effiziente Möglichkeiten, den Eisprung zu bestimmen und somit auch den perfekten Zeitraum für den Geschlechtsverkehr festzustellen.

## 4.3. Fruchtbare Tage berechnen – Möglichkeiten und Methoden

Wenn du dir wünschst, schwanger zu werden, solltest du die Befruchtung nicht dem Zufall überlassen. Es ist gut zu wissen, wann im Laufe deines monatlichen Zyklus der ideale Zeitpunkt ist, um Sex zu haben.

Es gibt dabei verschiedene Methoden, um den Zeitpunkt zu bestimmen.

**Beobachten des eigenen Körpers**

Diese Methode ist die wohl natürlichste, wenn auch unsicherste. Es gehört schon einiges an Übung dazu, um die Signale des nahenden Eisprungs richtig zu interpretieren. Es gibt durchaus Frauen, die berichten, dass sie den Eisprung selbst durch einen sehr leichten Schmerz wahrnehmen. Dies ist jedoch nicht die Regel. Verlassen kannst du dich darauf also nicht. Falls der so genannte Mittelschmerz bei dir auftritt, nimmst du ihn als leichtes Unterleibziehen wahr.

Deutlicheres Anzeichen für den bevorstehenden Eisprung ist der Zervixschleim. Hierzu beobachtest du den täglich aus der Scheide austretenden Schleim. Manchmal musst du mit dem Finger leicht in die Scheidenöffnung tasten, um Zervixschleim aufzunehmen. Zu Beginn eines Zyklus ist, nachdem die Monatsblutung vergangen ist, das Scheidensekret kaum vorhanden. Später zeigt es sich meist im Slip als weiß eher cremig. Je näher der Eisprung rückt, umso mehr Schleim tritt aus. Er wird rund um den Eisprung milchig bis klar und ist zur fruchtbaren Phase zäh und dehnbar.

Du kannst hierbei einen einfachen Test durchführen: Nimm etwas von dem Zervixschleim zwischen deinen Daumen und den Zeigefinger und ziehe die beiden Fingerkuppen auseinander. Zieht sich der Schleim wie Gummi zwischen deinen Fingern, ist dies ein guter Hinweis auf den nahenden Eisprung. Am Tag des Eisprungs selbst ist die Scheidenflüssigkeit klar und durchlässig.

Ein weiteres Indiz ist die Beschaffenheit des Muttermunds. Zu Beginn des Zyklus ist der Muttermund fest geschlossen und hart und sitzt ziemlich weit vorne, wo du ihn gut ertasten kannst. Naht der Eisprung, zieht sich der Muttermund weiter zurück und lässt sich nur noch schwer mit dem Finger erreichen. Dafür ist er weich und geöffnet. Es braucht etwas Übung und Erfahrung, um diesen Test durchzuführen. Auch wenn du dich auf diese unsichere Methode zur Bestimmung deines Einsprungs nicht unbedingt verlassen möchtest, ist es empfehlenswert, so mit dem eigenen Körper und seinen Vorgängen vertraut zu werden.

Viele Frauen bemerken im Übrigen rund um den Eisprung eine stärkere Libido. Sie verspüren also auf natürliche Weise eine größere Lust auf Sex. Auch dies ist ein recht gutes Anzeichen. Häufig hat die Natur es so eingerichtet, dass sich die Dinge von alleine fügen, eine Frau also gestiegene Lust auf Sex empfindet, wenn sie gerade fruchtbar ist. Doch Vorsicht: Dies muss nicht bei allen Frauen so sein. Solltest du auch rund um den Eisprung keine Veränderung deiner Libido feststellen, ist dies dennoch kein Grund zur Besorgnis, sondern einfach „ganz normal".

## Messen der Basaltemperatur

Die Basaltemperatur ist ein sehr zuverlässiges Anzeichen für deinen Eisprung. Hierfür misst du jeden Morgen deine unmittelbare Aufwachtemperatur. Die Basaltemperatur bezeichnet die Körpertemperatur, die du frühmorgens, direkt nach dem Aufwachen hast, noch bevor dein Organismus in Schwung gekommen ist. In der Regel ist diese Temperatur relativ gleichbleibend. Mit Nahen des Eisprungs beginnt die Temperatur jedoch anzusteigen und erreicht am Tag des Eisprungs ihren Höhepunkt, ehe sie wieder auf ihr Niedrigniveau zurückfällt. Wenn du also jeden Morgen deine Basaltemperatur misst und protokollierst, wirst du im Idealfall eine Kurve verzeichnen können, die dir deinen Eisprung anzeigt. Wenn du also merkst, dass die Temperatur zur Mitte deines Zyklus hin ansteigt, ist der ideale Zeitpunkt für die Zeugung gekommen.

Beachte dabei unbedingt zwei Dinge:

1. Die Messung der Basaltemperatur funktioniert nur dann zuverlässig, wenn sie absolut regelmäßig erfolgt. Du solltest also jeden Morgen um die gleiche Zeit messen. Wenn du also die ganze Woche über um 6:00 Uhr morgens aufstehst, verfälscht es das Ergebnis, wenn du am Wochenende erst um 8:00 oder später aufwachst und deine Temperatur dann misst. Stelle dir also notfalls auch am Wochenende den Wecker, um deine Temperatur zu messen, bevor du weiterschläfst.

Die Aufwachtemperatur sollte gemessen werden, wenn du dich noch im absoluten Ruhezustand befindest, also, bevor dein Körper „hochgefahren" ist. Vermeide es also, vorher aufstehen zu müssen. Lege dir das Thermometer direkt auf den Nachttisch und miss deine Temperatur sofort, nachdem du die Augen aufgeschlagen hast.

Um exakte Messergebnisse zu erzielen, solltest du ein digitales Fieberthermometer verwenden, welches eine zweistellige Angabe hinter dem Komma ermöglicht. Die täglichen Abweichungen sind sehr gering. So kann deine Basalkurve vor dem Eisprung nur 0,01 Grad ansteigen. Bei einem Thermometer, welches nur eine Kommastelle anzeigt, wirst du diesen Anstieg also nicht feststellen können. Idealerweise misst du die Temperatur unter deiner Zunge. Hier ist die Messung sehr zuverlässig.

2. Jegliche Abweichungen von deiner Routine wirken sich auch auf deine Basaltemperatur aus. Du hast Urlaub und damit einen anderen Lebensrhythmus? Schon ist deine Basaltemperatur von den bisherigen abweichend. Dasselbe gilt für einen veränderten Schlafrhythmus, kurze Nächte, Krankheiten und Alkoholkonsum. Regelmäßigkeit ist also wichtig, um hier Ergebnisse zu erhalten, auf die du dich verlassen kannst.

## Natürliche Familienplanung mit Eisprungtabellen

Es empfiehlt sich – gerade, wenn du die Temperaturmessmethode anwendest – einen Eisprungkalender zu führen. Diese gibt es sowohl in guter alter Schriftform, als auch online auf diversen Schwangerschafts-Informationswebseiten oder als App für dein Smartphone. Hier trägst du deine tägliche Basaltemperatur ein, aber auch andere Informationen, die dir zur Verfügung stehen, wie körperliche Anzeichen, Zwischenblutungen, etc. Online errechnet das Programm aus den vorhandenen Daten deinen Zyklusablauf und zeigt dir deine persönliche Fruchtbarkeitskurve an. Ein bevorstehender Eisprung wird aufgrund der Informationen vom System erkannt und dir entsprechend als fruchtbarer Zeitraum angezeigt. Vorausgesetzt, du führst diese Tabelle ordentlich, erhältst du heute sehr zuverlässige Aussagen über deinen Zyklus, die dir helfen, den richtigen Zeitpunkt für die Zeugung zu finden.

**Ovulationstests**

Einfacher geht die Bestimmung deines Eisprungs mit Ovulationstests. Diese sind in Drogerien und Apotheken erhältlich und funktionieren im Prinzip wie Schwangerschaftstests. Du benetzt den Teststreifen mit Morgenurin.

Mit Anstieg eines bestimmten Hormons wird dir der Test als positiv angezeigt. Im Gegensatz zu Schwangerschaftstests wird hier nur nicht das Schwangerschaftshormon gemessen, sondern der Anstieg des LH-Hormons, welches bis zu 24 Stunden vor dem Eisprung ansteigt.

Ist der Ovulationstest einige Tage vor dem Eisprung negativ, so beginnt sich wenige Tage vorher ein bzw. zwei erste/r schwache/r Streifen zu zeigen. Je mehr die LH-Konzentration im Urin ansteigt, umso näher rückt der Eisprung. Wenige Stunden vor dem Eisprung ist der LH-Test positiv. Moderne Varianten bieten hier nicht mehr nur Streifen, die angezeigt werden, sondern besitzen häufig ein digitales Feld, welches die Fruchtbarkeit angibt.

LH-Tests, oder eben Ovulationstests, sind sehr zuverlässig. Allerdings haben sie einen Nachteil: Sie sind nicht eben kostengünstig. Um monatlich deinen Eisprung zu bestimmen, musst du jeden Monat in mehrere Teststreifen investieren.

## Fertilitätscomputer

Fertilitätscomputer sind im Grunde keine weitere Möglichkeit, den Eisprung zu bestimmen, sondern vereinfachen dir die bereits beschriebenen Methoden nur etwas. Sie bieten dir die Möglichkeit, deine gesammelten Informationen wie Basaltemperatur oder Ergebnis der LH-Tests einzugeben und vom Computer komfortabel auswerten zu lassen. Diese Fertilitätscomputer funktionieren also im Grunde wie eine Online-Eisprungkalender, bieten jedoch maximalen Komfort.

Ähnlich verhält es sich mit Geräten wie „Persona", welches wie einfache Ovulationstests den Anstieg des LH-Hormons misst und auswertet. Auch hier bietet die zugegebenermaßen etwas teurere Technologie den Luxus, alle Daten bereits ausgewertet und aufbereitet zu erhalten.

## Hormonstatus durch den Arzt bestimmen lassen

Die zuverlässigste Methode, um den Zeitpunkt des Eisprungs zu bestimmen, ist ein Hormonstatus beim Frauenarzt feststellen zu lassen. Dies empfiehlt sich, wenn du bereits seit längerem erfolglos versuchst, schwanger zu werden und der Verdacht besteht, dass kein regelmäßiger Eisprung stattfindet. Hierbei wird die jeweilige Konzentration der Hormone durch den Arzt im Labor festgestellt. So kann er eine sehr zuverlässige Aussage über deine aktuelle Fruchtbarkeit treffen.

**Die fruchtbare Phase Methode**

Bei vielen unbekannt und ein echter „Geheimtipp". Diese Methode teilt sich in 3 Phasen auf wo die fruchtbare Phase genutzt wird um die Chancen einer Schwangerschaft maximal zu erhöhen. Diese Methode wurde als sehr zuverlässig bewertet bei Frauen deren Zyklus kürzer als 32 Tage ist.

Sie wird wie folgt unterteilt:
Menstruation / Unfruchtbar: Tag 1-6
Fruchtbar: zwischen Tag 7-20
Unfruchtbar: Ab Tag 21

Und so gehst du vor:

1. Tag 1 deines Zyklus: Markiere den ersten Tag deiner Periode in deinem Kalender (der ersten Tag, an dem du Blutungen bemerkst)

2. Zähle 6 Tage vorwärts. (Der 7te Tag deines Zyklus und der Beginn deiner Fruchtbaren Phase)

3. Markiere deine 14-Tägige fruchtbaren Phase, zwischen Tag 7 und Tag 20 deines Zyklus. (Tag 6 und Tag 21 kannst du hierbei als eine Art Zusatzversicherung hinzufügen)

Hier könnt ihr den Spaß beginnen lassen. In deiner fruchtbaren Phase solltest du mit dieser Methode, nach Möglichkeit, jeden zweiten* Tag Sex haben.

*(Um die Spermienqualität nicht zu beinträchtigen wird hier jeder zweite Tag empfohlen.)

Es gibt also einige Methoden um zu bestimmen, wann deine fruchtbaren Tage sind. Damit erhältst du eine sehr stichhaltige Aussage darüber, wann du Sex einplanen solltest, um schwanger zu werden. Was dabei jedoch auf keinen Fall zu kurz kommen sollte, ist der Spaß.

## 4.4. Verliere den Spaß nicht an der Sache

Im vorangegangenen Kapitel ging es darum, den idealen Zeitpunkt für Sex zu ermitteln. Die schönste Nebensache der Welt wird dabei instrumentalisiert. Das kann ziemlich problematisch sein.

Wie aufregend ist es noch, auf den idealen Zeitpunkt zu warten, um Geschlechtsverkehr zu haben? Viele Paare erleben es, dass sie, wenn sie wissen, dass heute der Eisprung stattfindet, schier die Lust verlässt. Kein Wunder – wer im Hinterkopf hat, heute Sex haben zu müssen, weil das biologisch der beste Zeitpunkt ist, empfindet wenig Prickeln. Wo bleiben Spannung und die Verführung?

Das Problem geht sogar noch weiter: Um eine möglichst gute Spermienqualität zu erhalten, versuchen viele Paare, sich den Geschlechtsverkehr über einen längeren Zeitraum vor den fruchtbaren Tagen zu verkneifen. Wenn diese dann endlich anbrechen, vergeht ihnen die Lust bei dem aufkommenden Druck. Aus Lust wird leider oft Frust, weil sich Paare beim Sex nach Kalender nicht mehr entspannen, ihn geschweige denn genießen können.

Lass es nicht soweit kommen. Sex sollte immer noch beiden Spaß machen und nicht zur Terminangelegenheit werden. Genießt die Zweisamkeit, auch wenn nicht gerade die fruchtbaren tage anstehen.

Wenn ihr so gar keine Lust auf Sex habt, weil ihr gestresst seid oder irgendetwas anderes gerade ansteht, so muss es auch okay sein, diesen Zyklus mal nicht auszunutzen. Gönnt euch Entspanntheit und Freude, ohne das permanente Thema Schwangerschaft in den Köpfen zu haben. Das ist die beste Voraussetzung für gelungenen Sex!

# 5. Die Fruchtbarkeit gezielt steigern

## 5.1. Wenn die ersten Versuche scheitern

Sex zum richtigen Zeitpunkt, und trotzdem will sich kein Wunschkind einstellen? Das lässt viele Paare bereits verzweifeln. Wer jeden Monat um den Eisprung herum Geschlechtsverkehr hat, muss doch auch schwanger werden. So könnte man zumindest meinen. Leider ist es jedoch nicht immer so problemlos.

Ärzte raten Paaren, die sich in der Familienplanung befinden, sich nach Absetzen des Verhütungsmittels mindestens ein Jahr Zeit zu lassen, um schwanger zu werden. Ein Zeitraum von bis zu zwölf Monaten gilt also als völlig normal, auch wenn es sich für Menschen, die sich sehnlichst ein Kind wünschen, oft wie eine halbe Ewigkeit anfühlt.

Wenn ihr sicher seid, den Zeitpunkt des Eisprungs gut genutzt zu haben, körperlich soweit alles in Ordnung zu sein scheint, ihr regelmäßig während der fruchtbaren Tage Geschlechtsverkehr habt und dennoch einfach keine Schwangerschaft eintreten will, ist es Zeit, die nächsten Schritte einzuleiten.

Dies ist ganz sicher nicht der richtige Zeitpunkt, um in Panik zu geraten und die Möglichkeit, überhaupt je ein Kind zu bekommen in Frage zu stellen. An diesem Punkt befindet ihr euch nicht in einer Sackgasse, ss ist lediglich ein Scheideweg. Bewahrt euch die Zuversicht: Viele Paare befinden sich nach einem erfolglosen Jahr an diesem Punkt – den allermeisten kann geholfen werden. Sie müssen nun lediglich aktiv werden.

Diese Aktivität kann jedoch auch als wohltuend empfunden werden. Während ihr bis dahin eher abwartend ward, euch auf den üblichen, normalen Lauf der Natur verlassen musstet, könnt ihr eure Familienplanung nun deutlich aktiver angehen. Der Weg zum Arzt ist da der erste und wichtigste Schritt.

## 5.2. Der Weg zum Doc

Der Weg zum Frauenarzt ist spätestens jetzt unausweichlich. Es gibt eine Reihe von Untersuchungen, die anstehen, wenn Paare bereits seit mehr als einem Jahr auf das Wunschkind warten müssen. Hier findet der Arzt in den meisten Fällen bereits früh die Ursache für die bis dahin geltende Unfruchtbarkeit, welche sich meist relativ einfach beheben lassen.

Zunächst einmal gilt es die körperlichen Voraussetzungen zu überprüfen. Per Ultraschall wird Lage und Beschaffenheit der Gebärmutter, der Eierstöcke und Eileiter überprüft. Ein Hormonstatus, der mehrmals im Laufe eines Zyklus durchgeführt wird, gibt Aufschluss darüber, ob der Zyklus der Frau geregelt verläuft. Hier lauern bereits die häufigsten Stolpersteine auf dem Weg zum Wunschkind. Der Hormonhaushalt einer Frau kann schnell aus den Fugen geraten sein.

Das könnte an jahrelanger Verwendung von hormonellen Empfängnisverhütungsmethoden liegen, aber auch an einem ungesunden Lebenswandel, an Stress, seelischem Druck oder auch an bestimmten organischen Problemen liegen.

Wenn der Körper nicht zur richtigen Zeit die richtigen Hormone in der notwendigen Menge produziert, ist eine Schwangerschaft schwer möglich. Hormone sind dafür verantwortlich, dass sich in den Eierstöcken Follikel bilden. Das FSH sorgt dafür, dass die Follikel zu einem Ei heranreifen, das LH wiederum dafür, dass das Ei „springt". Ist das befruchtete Ei in der Gebärmutter angelangt, kann es sich nur dann erfolgreich einnisten und entwickeln, wenn in ausreichender Menge das Gelbkörperhormon vorhanden ist.

Es gibt also hormonell betrachtet eine Reihe von Risikofaktoren. Ist der natürliche Ablauf gestört, kann der Frauenarzt dies durch den erstellten Hormonstatus feststellen. Solche Probleme lassen sich leicht beheben. Es gibt Präparate, die den Hormonhaushalt regulieren oder bestimmte Hormone von außen zuführen.

Sollte nicht der Hormonhaushalt verantwortlich für die kurzfristige Kinderlosigkeit sein, gibt es weitere Faktoren, die der Arzt abklären wird. So trifft es bei nicht wenigen Frauen zu, dass die Eileiter „verklebt" sind und durch einen relativ unproblematischen Eingriff entsprechend befreit werden müssen.

Du selbst kannst an diesem Punkt immer noch sehr viel selbst dazu beitragen, deine Chance auf eine glückliche Schwangerschaft zu erhöhen. Die meisten Maßnahmen tragen dazu bei, dass du dich – unabhängig von deiner Schwangerschaft insgesamt körperlich besser fühlst.

## 5.3. Ernährung

Die Ernährung stellt eine unverzichtbare Basis für alle körperlichen Vorgänge dar – erst recht für eine gesunde und glücklich verlaufende Schwangerschaft. Eine Umstellung der Ernährung mit Zugabe der richtigen Nährstoffe sorgt dafür das du deine Fruchtbarkeit um ein Vielfaches steigern kannst!

Warum ist das so? Nur, wenn der Körper über alle benötigten Nährstoffe und Vitamine verfügt, kann er funktionieren. Und gerade eine Schwangerschaft erfordert volle Funktionalität.

Frauen, die über einen längeren Zeitraum hormonell verhütet haben, weisen oftmals einen Mangel an Vitamin C auf, da diese Empfängnisverhütungsmittel den Vitamin-C-Haushalt angreifen.

Folsäure gewährleistet die gesunde Entwicklung des Babys. Darüber hinaus, wenn die Schwangerschaft bisher noch ausblieb, ist oft ein Mangel an Zink und Mangan dafür verantwortlich. Omega-3-Fettsäuren unterstützen den weiblichen Körper bei der Bildung der Hormone, die für die Eireifung und die Schwangerschaft relevant sind. Diese beiden Mineralstoffe sind elementar für die Bildung der körpereigenen Hormone.

Wie diverse Studien ergeben haben, tragen außerdem das Coenzym Q10 und L-Carnitin wesentlich dazu bei, die Qualität der Eizellen zu verbessern. Das erhöht die Wahrscheinlichkeit auf eine gesunde Schwangerschaft.

All die genannten Vitamine und Nährstoffe sind in einer gesunden und ausgewogenen Ernährung gegeben, ohne dass allzu viele Präparate eingenommen werden müssten.

Wenn du deine körperliche Voraussetzung, um schwanger zu werden, verbessern möchtest, solltest du besonders auf frisches Obst und Gemüse setzen. Bestenfalls verzehrst du mehrere Portionen am Tag, je frischer und unverarbeiteter, umso besser. Der Fleischkonsum wie auch der Verbrauch von Kohlehydraten ist nicht verboten, im Gegenteil. Kohlehydrate und die im Fleisch enthaltenen Proteine sind durchaus wichtig. Doch hier gilt es, maßvoll zu sein.

Fisch sollte besonders wegen der Omega-3-Fettsäuren und der Folsäure häufiger auf dem Speiseplan stehen.

Es versteht sich von selbst, dass Nikotin und übermäßiger Alkoholkonsum Fruchtbarkeitskiller sind und daher eingeschränkt werden sollten. Gerade Nikotin sollte vollkommen gestrichen werden. Es beeinträchtig nicht nur die Fruchtbarkeit, sondern sorgt auch für eine äußerst ungesunde Umgebung für dein Kind.

## 5.4. Geheimrezept: Sinnvolle Nahrungsergänzungen

Heutzutage ist es schwierig geworden, alle benötigten Vitamine und Mineralstoffe über die Nahrung zu sich zu nehmen. Besonders, wenn du bisher einen Mangel an bestimmten Nährstoffen hast, lässt sich dieser durch die Ernährungsumstellung nicht immer sofort beheben. Aus diesem Grund kann bereits bei bestehendem Kinderwunsch die Einnahme von Nahrungsergänzungsmitteln sehr sinnvoll sein. Sie dienen einerseits dazu, die Fruchtbarkeit zu erhöhen, andererseits, die körpereigenen Depots aufzufüllen, damit er beim Eintritt einer Schwangerschaft bestens gerüstet ist.

Im Folgenden sind die Vitamine aufgelistet, die die Chancen auf Fruchtbarkeit nachweislich erhöhen:

**Folsäure**

Dies ist ein B-Komplex-Vitamin, das vom Körper verwendet wird, um rote Blutkörperchen zu bilden. Es bildet zusätzliches Blut für den Körper während der Schwangerschaft und reduziert so die Möglichkeit einer Spina bifida (offener Rücken) und beugt angeborenen Herzfehlern, Lippenspalten, Gliedmaßendefekten und Harnwegsanomalien bei der Entwicklung von Föten vor. Ein Mangel an Folsäure kann das Risiko von Frühgeburten, niedrigem Geburtsgewicht und fetaler Wachstumsretardierung erhöhen. Dieser Mangel kann auch den Homocysteinspiegel im Blut erhöhen, was zu Spontanabort und Schwangerschaftskomplikationen wie Plazentaabriss und Präeklampsie führen kann.

Einnahmeempfehlung: Mindestens 400 mg täglich.

## Selen

Es ist ein Antioxidans, das hilft, die Eizellen und Spermien vor freien Radikalen zu schützen. Freie Radikale können Chromosomenschäden verursachen, die als Ursache für Fehlgeburten und Geburtsfehler bekannt sind. Selen ist auch notwendig, um die Bildung, Quantität, Struktur, Qualität, Beweglichkeit und Funktion der Spermien zu verbessern. Der Nebenhoden, die Röhre, durch die die Spermien vom Hoden durch den Penis gelangen, braucht Selen, um richtig zu funktionieren.

Studien haben ergeben, dass Männer mit niedrigen Spermienzahlen auch einen niedrigen Selenspiegel haben. Der Nährstoff ist in Haferflocken, Eiern, Knoblauch und in Paranüssen enthalten. Paranüsse sind besonders effektiv, da bereits eine einzige Nuss im Durchschnitt 50 bis 70 Mikrogramm Selen enthält. Allerdings könnte eine Einnahme über 500 Mikrogramm auch giftig sein.

Selenergänzungen haben sich als schädlich für Diabetiker erwiesen. Daher solltest du Selen aus der Nahrung zu dir nehmen, und kannst hier auf eine Nahrungsergänzung verzichten.

Einnahmeempfehlung: 55 bis 200 µg Selen täglich. Dieses ist durch 2-3 Paranüsse täglich bereits abgedeckt.

## Zink

Zink sorgt dafür, dass sich die Zellen richtig teilen und dein Östrogenspiegel im Gleichgewicht bleibt. Es befindet sich in jeder Zelle und ist ausschlaggebend für den Wachstumsprozess, insbesondere das Wachstum des Fötus.

Zink ist notwendig, damit dein Körper gesunde und reife Eier produzieren kann. Follikuläre Flüssigkeit hilft der reifen Eizelle, sich durch die Eileiter zu bewegen. Zink hält diesen follikulären Flüssigkeitsspiegel aufrecht. Ohne ausreichend Zink ist das reife Ei möglicherweise nicht in der Lage zu reisen und verhindert somit eine Schwangerschaft.

Zink spielt auch eine große Rolle bei der Regulierung lebenswichtiger Fruchtbarkeitshormone wie Östrogen, Progesteron und Testosteron. Wenn diese Hormone nicht reguliert werden, kann dies auch einen Einfluss auf deine bevorstehende Schwangerschaft haben.

Einnahmeempfehlung: 15 mg täglich

## Vitamin D

Diverse Studien haben ergeben, dass das Risiko für Frühgeburten sinkt, wenn die Mutter ausreichend mit Vitamin D versorgt ist. Normalerweise geschieht dies ganz automatisch, wenn du Sonnenlicht tankst. Doch während langer, dunkler Wintermonate ist dies oftmals nicht in ausreichender Menge der Fall. Vielleicht erlaubt es dir dein Tagesablauf auch nicht, dich für einen ausreichenden Zeitraum draußen aufzuhalten. In diesem Fall ist die Einnahme von Vitamin-D-Präparaten sinnvoll. Auch das solltest du bereits bei bestehendem Kinderwunsch tun und nicht erst, wenn eine Schwangerschaft eintritt, da der Körper einige Zeit benötigt, um seine Speicher aufzufüllen.

Einnahmeempfehlung: 800IU bis 1000IU täglich

**Omega-3-Fettsäuren**

Dies sind essentielle Fette, die für eine gesunde Hormonfunktion entscheidend sind. Omega-3-Fettsäuren beeinflussen das zelluläre Immunsystem und können somit die Chance, schwanger zu werden und zu bleiben, deutlich erhöhen.

Die langkettige Omega-3-Fettsäure DHA ist wesentlich für die gesunde körperliche Entwicklung des ungeborenen Kindes. Dies betrifft insbesondere die Entwicklung des Gehirns sowie die Sehfunktion. Omega-3-Fettsäuren können über den Verzehr von Meeresfisch wie Hering, Makrele, Lachs oder Sardine aufgenommen werden. Wer sich damit nicht anfreunden kann, kann auch hier auf Fischöl-Präparate zurückgreifen.

Einnahmeempfehlung: 2000mg davon mindestens 500mg DHA und 400mg EPA täglich

## DHEA

Dehydroepiandrosteron auch das „Jungbrunnenhormon“ genannt, ist sehr wichtig bei der Bildung von Sexual- und Steroidhormonen. Zellen nehmen DHEA direkt aus dem Blut und der weibliche Körper wandelt es in Androgene um, hauptsächlich Testosteron. Obwohl Androgene männliche Hormone sind, sind sie in beiden Geschlechtern vorhanden und im weiblichen Körper für die Produktion und Entwicklung gesunder Eier unerlässlich. Es erhöht die Chance auf die Empfängnis, steigert die Qualität und Quantität der Eizellen und verringert gleichzeitig das Risiko von Fehlgeburten und Chromosomenanomalien bei Embryonen.

Einnahmeempfehlung: 50mg (2 x 25) - 75mg (3 x 25) täglich

## Coenzym Q10

Wenn in den Zellen deines Körpers Energie erzeugt wird, dann ist immer Coenzym Q10 beteiligt. Deine Eizelle ist die größte menschliche Zelle die es gibt und hier entfaltet das Q10 seine ganze Kraft. Es verbessert die Mitochondrien (auch die Kraftwerke der Zellen genannt) und stärkt die Zellgesundheit in deinem Körper. Des Weiteren wirkt es als kraftvoller Radikalfänger und schützt die Zellen vor oxidativen Schäden. Das Problem ist, das die körpereigene Produktion von Coenzym Q10 bereits ab einem Alter von 25 Jahren abnimmt. Gleichzeitig aber wird im Alter mehr Q10 als Radikalfänger benötigt. Diese ungünstige Kombination macht die Einnahme von Coenzym Q10 besonders wichtig.

Einnahmeempfehlung: 200 – 400mg täglich

## 5.5. Mit gezielter Bewegung zum Wunschkind

Dass Bewegung und Fruchtbarkeit zusammenhängen könnten, mag für viele erst einmal merkwürdig klingen. Was könnte das eine mit dem anderen zu tun haben?

Grundsätzlich hängt deine Fruchtbarkeit auch immer von deiner körperlichen Fitness ab. Je fitter und gesünder du bist, umso besser können deine körperlichen Funktionen stattfinden.

Übergewicht und fehlende körperliche Fitness hingegen beeinträchtigen deinen Hormonhaushalt und somit deine Fruchtbarkeit. Es ist also wichtig, dich zu bewegen, erst recht bei einem unerfüllten Kinderwunsch.

Wie wirkt sich Sport auf deinen Körper und seine Fruchtbarkeit aus? Durch regelmäßige Sporteinheiten wird der Stoffwechsel angeregt. Gleichzeitig wird die Ausschüttung von Insulin reguliert. Dies hat einen positiven Einfluss auf deinen Hormonhaushalt. Und dieser ist nun mal die Basis für die Fruchtbarkeit. Sportliche Aktivität führt zur Freisetzung von Endorphinen, den so genannten Glückshormonen. Zusammen mit der Stärkung von Organen, Kreislauf und Muskulatur bereitest du damit deinen Körper perfekt auf die anstehende Zeit vor.

Wenn du einfach fit und gesund auf eine mögliche Schwangerschaft hinarbeiten möchtest, sind klassische Ausdauersportarten perfekt geeignet. Dazu gehört Joggen, Walken, aber auch Schwimmen und Radfahren. Gymnastiksportarten wie Pilates sind ebenfalls sehr zu empfehlen, da hier auch die Körperhaltung und die Muskulatur insgesamt gestärkt werden.

Solltest du bis jetzt Yoga noch nicht für dich entdeckt haben, ist dies spätestens jetzt eine Überlegung wert. Yoga wirkt ganzheitlich auf Körper und Geist. Körperlich wird die Muskulatur gestärkt, das Gleichgewicht und die Beweglichkeit verbessert. Da sämtliche Muskeln und Sehnen aktiviert werden, sorgt Yoga auch für eine bessere Durchblutung. Diese kann deiner Fruchtbarkeit nur förderlich sein. Außerdem gehören Mediationen und Atemübungen zu einer Yogaeinheit dazu. Dies hilft dir, Stress abzubauen und so den Kopf für eine mögliche Schwangerschaft frei zu bekommen.

Speziell für Frauen mit Kinderwunsch ist Hormonyoga *der* Geheimtipp: Hier wird durch entsprechende Übungen der Hormonhaushalt ins Gleichgewicht gebracht. Oftmals braucht es nur diesen Anstoß, um die Hormonausschüttung zu regulieren und auf natürliche Art und Weise schwanger zu werden. Wie auch andere Yogaformen ist Hormonyoga sehr entspannend und wohltuend, ideal also, um einen neuen Lebensabschnitt zu beginnen.

# 6. Die traditionelle chinesische Medizin (TCM)

## 6.1. Einführung in die TCM

Wenn eine so lebensverändernde Entscheidung wie der Entschluss, ein Baby zu bekommen, anstehen, sollte man manchmal auch einmal einen Blick über den Tellerrand wagen. Gerade, wenn es mit dem Wunschkind nicht wie erhofft auf Anhieb klappt, können auch mal alternative Anwendungen und Lehren in Betracht gezogen werden – besonders, wenn sie auf Jahrtausend alter Tradition und Weisheit basieren und nachweislich vielen anderen Paaren in derselben Situation bereits geholfen haben. Dies gilt ganz sicher für die Traditionelle Chinesische Medizin – kurz TCM.

Bei der TCM handelt es sich um ein naturheilkundliches ganzheitliches therapeutisches Verfahren, welches im ostasiatischen Raum seit mehr als 4000 Jahren praktiziert wird und auch hierzulande immer größere Anerkennung findet. Wissenschaftlich nicht immer belegbar, wenn man auf die Methoden der Schulmedizin setzt, so sind es doch die unzähligen positiven Erfahrungsberichte, die die Wirksamkeit der TM bezeugen.

Eine Schlüsselfunktion hat in der TCM das Qi. Es wird häufig mit Energie oder Kraft übersetzt, die den menschlichen Organismus durchfließt. Die Gesundheit des Körpers und seine Funktionsfähigkeit hängt davon ob, ob dieser Fluss gestört wird oder sich im Gleichgewicht befindet. Im klassischen Sinne der Chinesischen Medizin versteht sich der Organismus als ein komplexes Gebilde verschiedener Qi-Strukturen.

Man kann sich dies wie ein Geflecht von Bahnen vorstellen. Viele assoziieren die Blutbahnen des menschlichen Körpers damit und setzen folglich Qi mit dem Blut gleich. Qi ist jedoch mehr als reine Stofflichkeit, weshalb es der Begriff „Energie“ wohl am ehesten trifft.

Im Rahmen einer Therapie muss die innere Dynamik des Qi untersucht und nötigenfalls reguliert werden. Hierbei muss immer ein Gleichgewicht bestehen. Für das Gleichgewicht zwischen den Gegensätzen, die in allen Organismen zu finden sind, wird als Begriffspaar Yin und Yang verwendet.

Therapien nach der Traditionellen Chinesischen Medizin bestehen aus den Säulen Arzneimitteltherapie, Akupunktur, Massagetechniken, Bewegungsübungen und einer entsprechenden Diätetik.

## 6.2. Die Chancen auf das Babyglück gezielt steigern - die Möglichkeiten der traditionellen chinesischen Medizin im Überblick

Bei vorübergehender Unfruchtbarkeit kann die Traditionelle Chinesische Medizin ein guter Ansatz sein, wenn herkömmliche Verfahren furchtlos blieben oder aus anderen Gründen nicht angenommen werden möchten. Auch ist die Chinesische Medizin der ideale Begleiter in der Vorbereitungsphase, selbst wenn parallel dazu schulmedizinische Maßnahmen ergriffen werden.

Das Besondere an der TCM ist die Ganzheitlichkeit. TCM wirkt sowohl auf den Körper, als auch auf den geist und kann so das Problem der Unfruchtbarkeit bei den Wurzeln ergreifen und auf verschiedenen Ebenen beseitigen. Grundsätzlich ist es wichtig, dass die Lebensenergie, das Qi, ungestört durch den Körper fließen kann. Ein TCM-Therapeut wird also im Rahmen seiner Behandlung die inneren Blockaden und Störungen aufspüren und beseitigen helfen. Das gesamte körperliche Zusammenspiel wird durch die Methoden der TCM wieder in Harmonie zueinander gebracht.

## Akupunktur

Die Wirksamkeit von Akupunktur, ein wesentlicher Bestandteil der Traditionellen Chinesischen Medizin, ist durch zahlreiche Studien belegt. Hier werden die verschiedenen Therapiepunkte, die am ganzen Körper verteilt sind und sich auf unterschiedliche Bereiche des Körpers beziehen, aktiviert. Damit übt die Akupunktur einen direkten Einfluss auf unser Nervensystem aus. Gleichzeitig wird die Durchblutung angeregt.

Je nach Therapiepunkt kann somit auch die Durchblutung der relevanten Geschlechtsorgane wie der Gebärmutter und der Eierstöcke angeregt werden, so dass diese in ihrer natürlichen Funktion unterstützt werden.

Verschiedenen Untersuchungen zufolge kann sich Akupunktur auf folgende Funktionen im Rahmen einer Kinderwunschbehandlung positiv auswirken:

Normalisierung des Menstruationszyklus

Regulieren des Eisprungs

Unterstützung bei der Follikelreifung

Verbesserung der Qualität der Eizellen

Bessere Durchblutung der Verbesserung der Gebärmutterschleimhaut

Steigerung des Wohlbefindens

Abbau von seelischem Stress

Auch beim Mann ist eine Akupunktur-Behandlung bei Kinderwunsch zu empfehlen. Hier kann nicht nur die Qualität und Anzahl der Spermien verbessert werden, sondern auch deren Beweglichkeit.

## Beseitigung von Insuffizienzen

Gemäß der TCM steckt hinter jeder Krankheit, hinter jeder Fehlfunktion des Körpers – und etwas anderes ist die Unfruchtbarkeit nicht – eine Insuffizienz, also eine körperliche Schwäche, die meist auf Mängel beruht. Der TCM-Therapeut findet dabei heraus, was dem Körper fehlt, beispielsweise Wärme, Energie oder Substanz. Ist der Mangel identifiziert, kann die traditionelle chinesische Heilkunst mithilfe der verschiedenen Verfahren sowie mit Arzneimittel, die auf Kräuterheilkunde basieren, den Mangel beheben und damit den gestörten Körperteil oder das Organ wieder in seiner Funktion stärken. Bei Unfruchtbarkeit ist es zum Beispiel häufig die Wärme, die im Bereich der Gebärmutter fehlt.

Die TCM beschreibt den weiblichen Körper wie einen Boden, in den eine Saat gepflanzt werden soll. Fehlt es dem Boden an Wärme, so verkümmert die Saat. Durch Erwärmung der Akupunkturpunkte, Massagetechniken, Arzneimittelvergabe und Bewegungstherapie wird die Gebärmutter erwärmt und zum idealen Nährboden für das Wunschkind.

**Seelische Harmonisierung**

Ob Schulmedizin oder Traditionelle Chinesische Medizin: Wir wissen, dass das seelische Wohlbefinden der Frau maßgeblich zu ihrer Fruchtbarkeit beiträgt. Stress hingegen ist ein Fruchtbarkeitskiller. Dies gilt erst recht, wenn die Frau bereits seit längerer Zeit unter ihrem unerfüllten Kinderwunsch leidet. Auch hier leistet die TCM wunderbare ganzheitliche Dienste. Durch Entspannungs- und Massagetherapien erhält der Körper neue Substanz und Energie. So wird auch die Seele wieder in harmonischem Einklang mit dem Körper gebracht. Dein Wohlbefinden wird verbessert, Stress abgebaut. Du bist offen für die Entstehung neuen Lebens und kannst es mit ganzem Körper ungehindert annehmen.

Da die Traditionelle Chinesische Medizin ebenfalls eine gesunde Ernährung und einen wohltuenden Lebensstil als unverzichtbare Basis für unsere Gesundheit betrachtet, schließt sich hier wieder der Kreis und du kannst für dich die Lehre ziehen, dass es wichtig ist, dass es dir in deinem Körper gutgeht und du zu einem umfassenden Wohlbefinden gelangst.

# 7. Men Power

## 7.1. Die wichtige Rolle des Mannes

In den vorangegangenen Kapiteln ging es fast ausschließlich um die Fruchtbarkeit der Frau. Aber selbstverständlich ist die Zeugung des Wunschkindes nicht nur auf den weiblichen Part beschränkt. Auch eine Unfruchtbarkeit des Mannes kann Grund dafür sein, dass euer sehnlichster Wunsch bislang nicht erfüllt wurde. Deshalb solltet ihr unbedingt auch hier aktiv werden und entsprechende Maßnahmen ergreifen.

Die Fruchtbarkeit des Mannes erscheint weniger komplex als es auf der weiblichen Seite der Fall ist. Hier kommt es ganz allein auf die Spermien an. Kommt es zu einem Samenerguss, so werden die Spermien in Richtung des Muttermundes katapultiert, wo sie zielstrebig ihren Weg zur Eizelle antreten, um sie zu befruchten. Doch um dieses kleine Wunder zu meistern, kommt es auf drei wesentliche Merkmale der Spermien an: Anzahl, Form und Beweglichkeit. Ist einer dieser Parameter – oder sogar mehrere – eingeschränkt, so kann es gar nicht erst zu einer Befruchtung kommen. Das Paar merkt davon nichts. Es nimmt lediglich den erfolgten Samenerguss wahr.

Ob ausreichend Spermien in diesem enthalten sind und ob die Spermien überhaupt die zu befruchtende Eizelle erreichen, bleibt erst einmal im Verborgenen und wird erst in Frage gestellt, wenn auch nach längerer Zeit keine Schwangerschaft eintritt. Dann spricht man von männlicher Unfruchtbarkeit. Diese wird durch ein Spermiogramm festgestellt. Hier nimmt ein Urologe Samenproben des Mannes und untersucht die Spermien auf die genannten Parameter.

## 7.2. Wenn man(n) nicht kann

Zunächst einmal: Die Produktion der Spermien ist ebenfalls hormongesteuert. Dabei wird der männliche Hoden durch das Gehirn und den unteren Hirnanhang dazu aktiviert, Samenzellen sowie männliche Hormone wie das Testosteron zu produzieren. Im Hoden produzierte Samenzellen gelangen vom Nebenhoden über den Samenleiter und die Prostata in die Harnröhre. Gemeinsam mit dem Ejakulat gelangen sie in den weiblichen Körper und treten dort eine recht lange und beschwerliche Reise bis zur Eizelle an.

Damit es zu einer Befruchtung kommt, müssen zunächst einmal ausreichend Samenzellen im Ejakulat vorhanden sein. Tatsächlich machen sie nur einen minimalen Teil der Samenflüssigkeit aus. Ist die Anzahl gering, so ist auch die Wahrscheinlichkeit niedrig, dass es überhaupt ein Spermium zur Eizelle schafft. Um dort anzukommen, müssen die Spermien auch sehr beweglich und optimal geformt sein, so dass sie sich frei bewegen können.

Sind sie zu langsam, besteht wiederum eine hohe Wahrscheinlichkeit, dass sie unterwegs absterben, noch bevor sie die Eizelle erreicht haben. Denn innerhalb des weiblichen Körpers überleben Spermien nur wenige Tage. Sie müssen also stark, effizient und schnell sein.

Hier liegt das Problem, denn natürlich ist das nicht immer der Fall. Es gibt verschiedene Ursachen dafür, dass die Spermienqualität beeinträchtigt ist.

**Hormonelle Störungen**

Die Hormone FSH und LH spielen nicht nur bei der weiblichen Fruchtbarkeit eine große Rolle. Auch beim Mann übernehmen sie eine wesentliche Funktion: LH steuert die Produktion des männlichen Hormons Testosteron, FSH wiederum ist verantwortlich für die Produktion neuer Samenzellen.

Für die hormonellen Störungen kann es verschiedene Ursachen geben. Diese wird der Urologe anhand eines Bluttests zu identifizieren versuchen. Jedoch lassen sich nicht alle Ursachen eindeutig bestimmen. Häufig sind Erkrankungen im Kindheitsalter für die hormonellen Schwierigkeiten verantwortlich.

Aber auch die aktuelle Lebensweise hat großen Einfluss auf die hormonellen Vorgänge Eine ungesunde Ernährung, Übergewicht, Bewegungsmangel und vor allen Dingen Nikotin tragen in sehr vielen Fällen dazu bei, dass der männliche Hormonhaushalt gestört ist.

## Hodenhochstand

Ein Hodenhochstand kommt bei männlichen Säuglingen recht häufig vor. Hierbei sind ein oder auch zwei Hoden nach der Geburt nicht im Hodensack, sondern befinden sich innerhalb des Unterleibs. Normalerweise wird dies im Säuglingsalter schnell reguliert. Wird dies versäumt, und der Hodenhochstand besteht auch im Erwachsenenalter fort, hat dies einen negativen Einfluss auf die Spermienproduktion. Der Grund dafür ist ganz einfach: Der männliche Hoden befindet sich außerhalb des Körpers, da er eine niedrigere Temperaturumgebung von idealerweise 32 Grad benötigt. Befinden sich die Hoden nicht richtig im Hodensack, sondern im Unterleib, so haben sie Körpertemperatur. Es kommt langfristig zu einer Schädigung des Gewebes und damit zu einer verminderten Samenproduktion.

## Infektionen

Infektionen im Kindheitsalter führen nicht selten dazu, dass die Spermienproduktion eingeschränkt ist. Häufigste Ursache ist hier eine Hodeninfektion nach einer Mumpserkrankung im Kindheitsalter.

## Eingeschränkter Spermientransport

Es gibt verschiedene organische Störungen, die verhindern, dass Spermien aus dem Nebenhoden austreten können. Das bedeutet, der Mann erlebt zwar einen Samenerguss, doch in dem austretenden Ejakulat befinden sich wenige oder gar keine Spermien. Die Ursache ist hier meist ein Verschluss der Samenwege, der oftmals aus früheren Entzündungen der Hoden oder der Prostata herrührt.

**Altersbedingte Unfruchtbarkeit**

Es hält sich nach wie vor das Ammenmärchen, dass nur für Frauen bei der Zeugung das Alter relevant sein, und Männer auch im hohen Alter noch uneingeschränkt fruchtbar sind. Doch das ist nicht der Fall. Wie Studien im Jahre 2006 bewiesen, nimmt die Anzahl der Spermien im Ejakulat pro Lebensalter durchschnittlich um 1 Prozent ab. Das mag wenig erscheinen, doch wenn Männer ohnehin zu einer geringen Anzahl von Spermien neigen, so kann das Alter die Unfruchtbarkeit entsprechend begünstigen.

Diese viele Stolpersteine auch auf männlicher Seite können verunsichern. Doch zum Glück sind dies auch keine endgültigen Prognosen. Wie auch auf weiblicher Seite könnt ihr hier einiges tun, um die männliche Fruchtbarkeit zu steigern.

## 7.3. Die männliche Fruchtbarkeit gezielt steigern – die Do's und Don't

Es gibt einiges, was ihr leicht in euren Tagesplan einbauen könnt, dass die männliche Fruchtbarkeit steigert. Auch hier gilt: Nur ein gesunder Körper kann ein fruchtbarer Körper sein. Eine ungesunde Lebensweise – sofern sie bis dato besteht – sollte nicht nur zugunsten des Wunschkindes aufgegeben werden.

Maßgeblich für die Spermienproduktion ist die Ernährung. Auch Männer sollten viel Obst und Gemüse essen und in Sachen Kohlenhydrate auf Vollkornprodukte umsteigen, so genannte „schlechte" Kohlehydrate, wie sie beispielsweise in Weißbrot zu finden sind, lieber meiden. Auch der Fleischkonsum sollte überschaubar bleiben.

Am besten gewöhnt sich das Paar gemeinschaftlich eine gesunde Ernährung an, so kann die Fruchtbarkeit auf beiden Seiten verbessert werden. Wie auch bei der Frau kommt es sehr darauf an, die richtigen Vitamine und Nährstoffe zuzuführen. So beeinflusst das Vitamin D sowohl die Spermienqualität als auch die Anzahl der Samenzellen. Neben regelmäßigem Sonnenlicht sollten daher auch andere Vitamin-D-Lieferanten wie Fisch, Milchprodukte und Eier auf dem Tagesplan stehen. Vitamin A, B, C und E spielen bei der Samenproduktion eine ebenso wichtige Rolle wie Zink. All das kann problemlos über eine gesunde Ernährung aufgenommen werden.

Es gibt jedoch auch einige wenige Lebensmittel, die nicht übermäßig verzehrt werden sollten: Dazu gehört Lakritze (Süßholz), sie stört die Spermienproduktion ebenso wie Sojaprodukte wie Tofu, Sojamilch oder Eiweißdrinks, die pflanzliches Östrogen enthalten. Das weibliche Hormon reduziert die Anzahl der Spermien nachweislich.

Nikotin ist ein klares Don't. Wer regelmäßig raucht, muss mit einer verminderten Spermienqualität wie auch -quantität rechnen. Dies konnte in zahlreichen Studien belegt werden. Ähnliches gilt für Alkohol. Ein Gläschen Wein am Abend oder ein Bier sind natürlich in Ordnung, doch regelmäßiger und übermäßiger Alkoholkonsum beeinträchtigt die Spermienqualität ebenso sehr wie Nikotin.

Übergewicht wirkt sich ebenfalls nachteilig aus. Untersuchungen zeigen, dass übergewichtige Männer nicht nur eine geringere Anzahl an Spermien produzieren, sondern diese auch langsamer und unbeweglich sind. Es wäre also wichtig, das Körpergewicht durch eine ausgewogene Ernährung und ausreichend Bewegung zu reduzieren.

Sport ist ohnehin ein weiterer wichtiger Aspekt auf dem Weg zur Fruchtbarkeit. Durch sportliche Aktivitäten wird vermehrt das Hormon Testosteron ausgeschüttet. Es sorgt dafür, dass auch die Spermien fit sind. Sie werden schneller und beweglicher. Doch Vorsicht: Von exzessivem täglichen Sport ist abzuraten. Das kostet den Körper zu viel Energie, die an anderer Stelle – nämlich unter anderem in der Produktion von Spermien – fehlt.

Worauf Männer immer achten sollten, ist die Umgebungstemperatur der Hoden. Nicht nur durch einen Hodenhochstand kann es zu einer verminderten Spermienproduktion aufgrund einer zu hohen Körpertemperatur kommen, sondern auch durch äußere Umstände, wie etwa zu enge Unterhosen oder Jeans oder das ständige Verwenden einer Sitzheizung im Auto bei Vielfahrern. Nicht vergessen: Die Hoden lieben es kühl. Diskussionen gibt es in diesem Zusammenhang immer wieder hinsichtlich der Frage, ob von Saunagängen abzuraten ist. Ärzte geben hier aber eindeutig Entwarnung. Hierbei handelt es sich nur um sehr kurzfristige Erwärmung, die den Hoden und damit der Spermienproduktion überhaupt nicht schadet.

Zusammenfassend lässt sich hier feststellen: Ein Paar, das einen Kinderwunsch hegt, kann von diesem ganzheitlich profitieren. Wenn ihr gemeinsam eure Ernährung umstellt, euch viel bewegt und Stress abbaut, erhöht ihr nicht nur eure Chancen auf das Wunschkind, sondern findet auch gemeinsam mit großer Sicherheit zu einem besseren Lebensgefühl.

## 8. Step by Step zum Familienglück

Wie bereits eingangs erwähnt: Viele Wege führen zum Wunschkind. Nicht jeder muss eurer sein, doch es ist gut zu wissen, dass es unzählige Möglichkeiten gibt, eure momentane Unfruchtbarkeit zu beenden.

Wenn du nun verunsichert bist, weil du bei der Fülle an Informationen gar nicht mehr weißt, wo du mit deinen gezielten Maßnahmen überhaupt anfangen sollst, hilft es dir, einen 10 Wochen Fahrplan zu erstellen. Das bedeutet natürlich nicht, dass du dir zum Ziel setzt, innerhalb von 10 Wochen schwanger zu werden. Vielmehr geht es darum, innerhalb dieser 10 Wochen einen Weg einzuschlagen, der für dich gangbar ist und dein leben neu auszurichten.

## 8.1. Der 10 Wochen Plan – ein Beispiel

Folgender 10 Wochen Plan kann dir beispielhaft veranschaulichen, wie du dich gezielt auf eine Schwangerschaft vorbereiten könntest. Vielleicht ist der Beginn der Periode ein guter Moment für einen Neuanfang.

**1. Woche**

Nutze die erste Woche, um deinen bisherigen Lebensstil zu überdenken. Wo könnten Ursachen für eure Unfruchtbarkeit liegen? Wo besteht Verbesserungsmöglichkeit? Überprüfe besonders deinen momentanen Ernährungsstil und erarbeite einen realistischen Ernährungsplan, der gesund und ausgewogen ist. Wie steht es mit Nikotin- und Alkoholkonsum? Kannst du hier nicht reinen Gewissens antworten, ist dies auch der perfekte Zeitpunkt, um alte, schlechte Gewohnheiten abzulegen.

Vereinbare, wenn möglich, Termine zur Vorabuntersuchung bei deinem Frauenarzt, um Hindernisse auf dem Weg zum Familienglück im Vorfeld auszuschließen.

## 2. Woche

Plane einen gründlichen Check Up bei deinem Frauenarzt ein. Aber auch andere Korntollbesuche wie das Hautscreening beim Hautarzt, eine halbjährliche Untersuchung beim Zahnarzt etc. sind keine schlechte Idee, um deinen Körper vorzubereiten. Sollte hier Handlungsbedarf bestehen – wie etwa eine aufwändigere Zahnuntersuchung oder eine OP – ist es gut, dies vor einer Schwangerschaft erledigt zu haben.

In dieser Woche solltest du sowohl mit deiner Ernährungsumstellung beginnen. Überlege dir außerdem, welche Sportart dir gefallen könnte, falls du bis dato nicht ausreichend Bewegung in deinen Alltag integriert hast. Vereinbare eventuell für die kommende Woche Probestunden. Wie wäre es beispielsweise mit Yoga?

### 3. Woche

In dieser dritten Woche kannst du Probestunden im Yoga, im Pilates oder in einer anderen Sportart versuchen. Finde heraus, was dir Spaß macht. Du solltest nichts tun, weil du glaubst es sei gut für dich, es dir aber überhaupt keinen Spaß macht. Nichts also, wofür du enorm gegen deinen inneren Schweinehund ankämpfen musst. Solltest du dich für eine leichte Ausdauersportart entscheiden, schließ dich einer Laufgruppe an oder suche dir besonders schöne Routen dafür aus.

### 4. Woche

Nutze die vierte Woche, um dein persönliches Stresslevel zu überprüfen und dir zu überlegen, wo du Stress reduzieren kannst und wie dir das gelingt. Weniger ist mehr. Mache dir eine Liste von Dingen und Verpflichtungen, die du streichen kannst. Und setze dir bis zum Ende der Woche zwei Ziele: 1. Etwas zu tun, das dir hilft Stress abzubauen, wie tanzen, lesen, meditieren etc. 2. Streiche ersatzlos Energiesauger aus deinem Leben. Ohne Wenn und Aber.

**5. Woche**

Womöglich setzt in dieser Woche wieder deine Periode ein. Erwarte nicht zu viel, vor allen Dingen hoffe nicht auf eine Schwangerschaft. Die Wahrscheinlichkeit, genau in diesem Zyklus schwanger geworden zu sein, ist nicht so hoch. Erspare dir die Enttäuschung, sondern sehe diese Woche als Step innerhalb deines 10 Wochen Plans.

Wenn deine Periode eingesetzt hat, ist der erste Zyklustag angebrochen. Jetzt ist ein idealer Zeitpunkt gekommen, um einen Online Zykluskalender zu führen. Idealerweise nutzt du die Tage vor Beginn deiner Menstruation dafür, dir die verschiedenen Online Versionen und Apps für dein Smartphone anzusehen, dich in das Thema einzulesen und dir bei der Apotheke ein Fieberthermometer zu kaufen, dass dir deine Temperatur mit einer zweistelligen Kommazahl anzeigt.

Beginne am ersten Zyklustag mit dem messen der Basaltemperatur und dem Ausfüllen deines Eisprungkalenders. Den meisten Frauen macht diese Aktivität sogar Spaß.

## 6. Woche

Steht die Vorbereitung auf deine persönliche Kinderwunsch-Therapie zu sehr im Fokus? Bist du gedanklich zu sehr mit dem Messen deiner Temperaturkurve und der Bestimmung des Eisprungs beschäftigt, dass du kaum mehr an das Wesentliche der Zeugung denkst? Dann räume ganz bewusst dem Sex in dieser Woche mehr Raum ein. Und das bitte ohne konkreten Zeugungshintergrund. Überlege dir, was euch Spaß bringen könnte. Vielleicht eine neue Art der Verführung, ein romantischer Abend oder das Ausleben etwas Ausgefallenen? Genießt den Sex einfach. Ohne Hintergedanken. Ohne Zweck.

## 7. Woche

Nur als Paar werdet ihr schwanger. In dieser Woche solltet ihr gemeinsam Paarzeit einplanen. Auch das hilft, Stress abzubauen, besonders, wenn ihr gerade unter Druck steht, die Familienplanung voranzutreiben. Vielleicht unternehmt ihr etwas, das ihr gerade jetzt noch machen könnt, bevor ihr Kinder habt. Genießt die Freiheit einfach.

## 8. Woche

Hast du dich einmal mit der Traditionellen Chinesischen Medizin befasst? Vielleicht kann sie in eurer Kinderwunschzeit irgendwann einmal nützlich werden. In dieser Woche nimmst du dir vor, einen gut sortierten Buchhandel aufzusuchen und nach Literatur zu diesem Thema zu suchen. Es gibt sehr schöne große Buchläden, die dazu einladen, sich auch einmal hinzusetzen, vielleicht einen Kaffee zu trinken und in den verschiedenen Büchern zu schmökern.

## 9. Woche

Hat in dieser Woche deine Menstruation eingesetzt? Lenke dich ab, indem du gemeinsam mit deinem Partner Pläne schmiedest, die nichts mit der Familienplanung zu tun haben. Vielleicht bucht ihr einen gemeinsamen Urlaub für einen Zeitraum in den kommenden Monaten? Vielleicht plant ihr einen schönen Abend mit Kino und Essen. Oder habt ihr Lust auf einen Tanzkurs? Wichtig ist es, an diesem Punkt Perspektiven unabhängig vom Kinderwunsch zu finden.

## 10. Woche

Es gilt nun, weitere Möglichkeiten in Betracht zu ziehen. Hast du dich mit der TCM beschäftigt? Vielleicht möchtest du einen Termin bei einem Therapeuten, der sich auf die Traditionelle Heilkunst versteht, vereinbaren? Vielleicht erwägt ihr aber auch in dieser Woche einen Termin beim Urologen, um ein Spermiogramm erstellen zu lassen? Bei aller Ablenkung solltet ihr natürlich das große Ziel nicht aus den Augen verlieren und immer wieder aktiv handeln.

## 8.2. Tipps und Ratschläge individuell berücksichtigen und umsetzen

Dies war selbstverständlich nur ein beispielhafter 10 Wochen Plan. Er könnte so aussehen, muss aber nicht. Jeder Mensch ist verschieden, jedes Paar ist es wiederum auch. Wichtig ist, dass ihr eure Individualität bewahrt. Setzt die einzelnen Ratschläge und Tipps dieses Ratgebers nur soweit um, wie sie für euch realisierbar und nachvollziehbar sind. Ihr sollt und könnt euch nicht verbiegen. Gesunde Ernährung hin oder her, natürlich können keine Nahrungsmittel auf dem Speiseplan stehen, die du nicht magst. Nicht jeder Mensch meditiert gerne, jeder hat andere Herausforderungen. Du hast beim Kapitel „Traditionelle Chinesische Medizin" die Augen verdreht, weil du allein an die Schulmedizin glaubst? Das ist okay, dann lass diese Möglichkeit einfach weg. Nicht alles, was vielen hilft, muss zwangsläufig auch für dich funktionieren.

Hinzu kommt, dass jeder in seinem Alltag irgendwo eingespannt ist. Vielleicht ist für die der beschriebene Plan aufgrund von verschiedenen Terminen und Umständen so gar nicht umsetzbar. Du solltest einfach schauen, was für dich funktioniert und wie du deinen individuellen Wochenplan auf Basis der hier zu findenden Ratschläge gestalten könntest. Je nach Ausgangssituation kannst du diese Vorbereitungsphase beliebig verkürzen oder ausweiten. Wichtig ist dabei nur, eine Struktur zu finden, die dir Halt gibt. Das macht es dir leichter, dein Ziel weiter zu verfolgen, ohne dich zu verrennen.

## 8.3. Der Weg ist das Ziel –

Innerhalb von zehn Wochen musst du nicht schwanger werden. Auch die Vorbereitungsphase kann wie bereits erwähnt länger sein. Mach dir keinen Stress. Es ist auf der einen Seite völlig normal, in dieser Lebensphase das Gefühl zu haben, es müsste doch nun alles ganz schnell passieren. Das Warten auf das Wunschkind lässt Wochen und Monate wie eine Ewigkeit erscheinen. Automatisch setzt du dich unter Druck, machst gedanklich aus „es klappt momentan nicht“ ein „vielleicht klappt es nie“. Doch Zeit ist relativ. Angenommen, es dauert sogar mehrere Monate, bis die ersehnte Schwangerschaft eintritt, vielleicht weil medizinische Maßnahmen nötig sind, oder die äußeren Umstände die Familienplanung erschweren. Die Aussicht auf diesen Zeitraum würde dir zum aktuellen Zeitpunkt entsetzlich erscheinen. So lange möchtest du nicht warten.

Doch wenn du schwanger wirst und schließlich Mutter bist, wirst du feststellen, dass diese Zeit nur einen minimalen Teil deines Lebens ausgemacht hat. Rückwirkend ist solch ein Abschnitt geringfügig. Wie schade, wenn du diese Phase deines Lebens mit Unglücklichsein und unbegründeten Ängsten vergeudest. Du hast keinen Zeitdruck. Du stehst jeden Morgen auf, lächelst in den Spiegel und sagst dir: „Ich werde Mutter sein." Und dann lebst du aktiv das Leben, das dich diesem Ziel näherbringt. So beschwerlich dir manches erscheint, du wirst mit der Umstellung deines Lebens und dem Aktivismus deine Freude haben und gerne auf diese besondere Zeit der Vorbereitung zurückblicken.

Vergiss nicht: Der Weg ist das Ziel.

wunschkind-wunder
schnell und natürlich schwanger werden
Copyright: Marie Schöneberg
Herausgeber: Anil Akkaya, Hemmelsbäker Kanalweg 24, 26135 Oldenburg
Formatierung: Marie Schöneberg
Auflage 1/2018



Haftungsausschluss:
Die Gedanken, Methoden und Anregungen stellen die Erfahrungen und Meinungen der Autorin dar. Sie wurden von der Autorin nach bestem Wissen erstellt und mit größtmöglicher Sorgfalt geprüft. Sie bieten jedoch keinen Ersatz für medizinischen oder persönlichen Rat dar. Bei den vorgestellten Ratschlägen handelt es sich ausschließlich um Lehrhinweise. Die Einnahme von Nahrungsergänzungsmitteln, oder die Anwendung anderer im Buch vorgestellter Methoden geschieht auf eigene Verantwortung. Es ist in jedem Falle ratsam, sich vor der Einnahme oder Anwendung über Risiken und Nebenwirkungen zu informieren oder/und einen Arzt zu konsultieren. Der Herausgeber übernimmt keine Haftung für Personen-, Sach- oder Vermögensschäden oder andere Schäden jedweder Art, die sich aus dem Inhalt oder Gebrauch des Buches ergeben.

wunschkind-wunder.com

28075869R00068

Printed in Poland
by Amazon Fulfillment
Poland Sp. z o.o., Wrocław